AF566522

Vadim Tschenze
Katarina Michel

DIE AURA UND DIE HAUT

Vadim Tschenze
Katarina Michel

DIE AURA UND DIE HAUT

Praktische Ratschläge für den Alltag

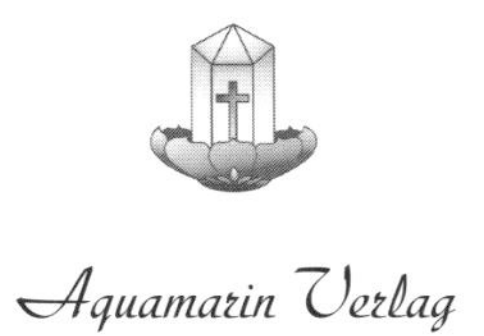

Aquamarin Verlag

1. Auflage 2015

Voglherd 1 • D-85567 Grafing

Umschlaggestaltung: Annette Wagner
unter Verwendung von © Valery121283 – Shutterstock.com

Druck: Ebner & Spiegel • Ulm

ISBN 978-3-89427-686-7

Inhalt

Vorwort

Liebe Leser,

das Thema »Haut und Aura« liegt uns besonders am Herzen, weil es wirklich alle Menschen betrifft: Vor allem während der rasant voranschreitenden Digitalisierung ist der menschliche Filter in seiner Schutzfunktion ganz besonders gefordert. Haut und Aura bilden dabei zwei Ihrer Energiehüllen, die auf die Außenwelt reagieren – es sind Ihre Grenzen zur Außenwelt, manchmal durchlässig, manchmal voller vitaler Energie. So haben Haut und Aura eine Filter- und Schutzfunktion während Ihres gesamten Lebens. Die Aura schützt dabei Ihre Seele und die Haut Ihren Körper vor Angriffen. Neben der Schutzfunktion müssen Haut und Aura jedoch auch durchlässig sein, denn nur so ist der Energieaustausch mit der Umwelt und mit den Mitmenschen gewährleistet. Keiner von uns ist ständig als Einsiedler unterwegs. Wir alle lieben den sozialen Austausch und können über die Filterfunktion von Aura und Haut unsere emotionalen Momente »hautnah« erleben.

Durch Haut und Aura nehmen Sie verschiedene Strahlen wahr und speichern diese in Ihrer Seele sowie in Ihrem Körper – Strahlen, die aus dem Kosmos kommen (kosmische Energie), und solche, die auf der Erde vorhanden sind (das Magnetfeld etc.).

Wir beschäftigen uns mit diesem Thema seit vielen Jahren. Die Haut und die Aura sind für jeden von uns sehr wichtig. In unserem Alltag sind diese beiden Hüllen die Grundlage des Wohlbefindens. Auch Sie, liebe Leserinnen und Leser, werden staunen, wie viel diese beiden Begriffe mit Ihrem Wohlbefinden zu tun haben. Wir werden Ihnen zeigen, wie Sie Ihre Haut und Ihre Aura pflegen können, um noch mehr Wohlbefinden zu erlangen.

Eines Tages saßen wir beide in einem Lokal. Wir unterhielten uns über verschiedene Themen, die die Welt bewegen, über Energiearbeit und Spontanheilung, und tauschten unsere Erfahrungen aus. So kam das Thema »Haut und Aura« auf den Tisch. Wir diskutierten stundenlang – bis die Idee entstand, unsere Erfahrungen in einem Buch festzuhalten.

Was ist die Aura und was ist die Haut – und warum sind beide so wichtig? Wie schützen Sie Ihre Grenzen vor negativen Energien? Wie können Sie Ihre Aura stärken und Ihre Haut verbessern? Alle diese Themen werden wir mit Ihnen in diesem Buch behandeln. Erfreulicherweise gibt es viele Tipps und Techniken, die eine schnelle Verbesserung bieten.

Sie lernen, mit Ihrer Haut und mit Ihrer Aura zu sprechen, sie zu verstehen und sie zu heilen.

Wir wünschen Ihnen eine inspirierende Lektüre.

Ihre
Katarina Michel
und
Vadim Tschenze

1

Die Haut und die Aura des Menschen

Was ist die Aura?

Viele Erfahrungen aus dem alltäglichen Leben belegen, dass ein Mensch weit über seinen Körper hinaus lebt. Er kann sich nicht nur mit seinem physischen Körper identifizieren, sondern auch und vor allem durch Geist und Seele leben. Diese prägen das menschliche Dasein durch Gedanken und Gefühle.

Vom Erdenleib bis zum göttlichen Geistfunken besitzt ein Mensch sieben Ebenen, die seine Energie-Struktur, auch AURA genannt, manifestieren. Die Aura ist eine pulsierende Energie, welche den menschlichen Körper umhüllt. Man kann sie auch »Schutzkokon« oder »bioenergetisches Feld« nennen. Bei jedem Mensch ist sie sichtbar, auch wenn dies nicht jedem bewusst ist.

»In der Aura sind alle Strukturen und Muster einer Persönlichkeit enthalten, und je nach Reife und Persönlichkeit schwingen alle Ebenen miteinander. Hier werden Charakterzüge verzeichnet, das Karma aus früheren Leben abgelagert und auch Gedankengebilde und emotionale Felder, die im Laufe des Erdenlebens zur Verarbeitung anstehen oder als

Erkenntniswege durchlaufen werden sollen, sind hier erkennbar«, schreibt in ihrem Buch *Die Aura – Das Tor zur Seele*[*] die bekannte Heilerin Manuela Oetinger.

Dem physischen Körper steht die Äther-Aura am nächsten. Sie wird oft auch als »Gesundheitsaura« bezeichnet, weil ihr Zustand zeigt, wie der Körper mit Lebenskraft versorgt ist.

Die Astral-Aura manifestiert alle Gefühle, Emotionen, Lebensmuster, Gewohnheiten sowie die Bedürfnisse des Menschen.

Die Mental-Aura enthält Gedankenformen, die einen weitreichenden Einfluss auf die Umgebung haben können.

Die Kausal-Aura entspricht der seelischen Ebene eines Menschen. Sie ist der Sitz des wahren »Ich«.

Über den Lichtkörper ist die menschliche Seele mit den göttlichen Kräften verbunden. Er manifestiert höchste Ideale und tiefste Inspirationen aus der geistigen Welt.

Die Aura des Menschen ist niemals statisch. Je nachdem wie ein Mensch lebt, sich geistig entwickelt und körperlich verändert, reagiert auch sein Energiefeld. Emotionen und Gedanken zeigen sich direkt durch die Ausstrahlung. So hat zum Beispiel ein fröhlicher Mensch eine ebensolche Ausstrahlung, weshalb man sich gerne in seiner Gegenwart aufhält. Ein wütender oder depressiver Mensch hingegen verströmt trübe Energie, weshalb der Wohlfühlfaktor in seiner Umgebung ein ganz anderer ist.

Warum ist die Aura so wichtig? Schon auf alten Ikonen (heiligen Bildern) der ganzen Welt sind Aura-Erscheinungen um

---

* Manuela Oetinger: Die Aura – Das Tor zur Seele, Grafing 2014, S. 56

den Kopf der Heiligen zu sehen. Dies zeigt ihre seelische Entwicklung und spirituelle Kraft. Die Aura auf den Ikonen wird meistens mit Blattgold gestaltet. Die Aura ist das Haus der Seele und des Körpers und ein Zeichen der seelischen Reife, die Gold wert ist.

Dieses Energiefeld hat mehrere Funktionen und Aufgaben. In erster Linie steht es für den Schutz der körpereigenen Lebensenergie, Chi genannt, und dient dem Energieaustausch mit der Umwelt. Die Aura ist ein Regulator. Durch sie nehmen Menschen Energien aus der Umgebung wahr. Sie dient nicht nur der Wahrnehmung, sondern auch der Energieaufnahme. Der Mensch tankt durch die Aura Energien von außen, die er zum Leben braucht. Da die ganze Welt dual ist, besteht auch die Aura aus Plus- und Minus-Energien. Die Aura versucht die Energie aus der Umgebung zu speichern und gleicht beide Energieanteile aus. Nur wenn beide Energieanteile in Harmonie schwingen, fühlt man sich wohl.

Welche Energien gibt es überhaupt? Die gesamte Energie der Erde kann man als einen »Energie-Cocktail« bezeichnen. Manchmal kann es sich als positiv erweisen, dass nicht jeder Mensch diese Energie sehen kann. Das könnte ihn irritieren, denn es gibt zahllose verschiedene Energieanteile. Menschen bewegen sich in dieser Energie gleichsam wie Fische im Wasser.

Zu diesem Energie-Cocktail gehören die Energien des Wohnortes, der Mitmenschen mit denen man kommuniziert, die Energien der Verstorbenen, der Planeten, Seelenanteile der Lebenden und der Engel sowie die eigenen oder fremden Emotionen und Gefühle. Diese Energiemischung wird durch die Aura empfangen und ausgewertet. Ähnlich wie am

Zoll, werden alle Energiezutaten geprüft. Die sogenannten »Schmuggler«, also Energien, welche Negativität versteckt über die Grenze bringen wollen, werden oft angehalten. Eine starke Aura entdeckt die Schmuggler, eine schwache Aura hingegen ist durchlässig – und hier entsteht ein Problem. Wie an jedem unbesetzten Zoll, gibt es auch in der Aura Schwachstellen. Somit können einige negative Einflüsse in die Aura durchdringen. Daher brauchen Menschen mit einer schwachen Aura große Unterstützung, die sie jedoch selber durch Reflexion und Handeln umsetzen müssen.

Ein unmittelbarer Schritt wäre es, die Verantwortung für die eigenen Gedanken und Gefühle zu übernehmen. Gedanken und Gefühle bilden eine lebendige Kraft, die direkten Einfluss auf das Leben hat. Ein Gedanke ruft ein Gefühl hervor, und zusammen beeinflussen diese konkrete Handlungen im Alltag. Wenn man zum Beispiel aus dem Gedanken heraus lebt »ich habe in meinem Leben nie genug bekommen«, lebt man folglich mit der Angst und Überzeugung, dass es auch zukünftig so sein wird. Man handelt stets aus Angst und aus der falschen Vorstellung über sich selbst und über das eigene Leben. Mit dieser Einstellung sind Glück und die Fülle des Lebens nicht auffindbar.

Die Aura kann durch Emotionen, Strahlungen und Fremdenergien geschädigt werden. Machen Sie einen Test. Halten Sie Ihre Hände zwei Minuten lang hoch. Nehmen Sie sie wieder herunter und legen Sie die linke Hand auf die Herzgegend. Mit der rechten Hand scannen Sie nun Ihre Aura. Sie gehen mit der Hand einfach vom Kopf in Richtung Unterleib, ohne den Körper zu berühren, nach unten und achten auf Ihre Empfindungen. Sollten Sie mit der Hand Temperaturunterschiede merken, ist Ihre Aura nicht ideal verteilt und weist Unebenheiten auf. Es gibt also einige Schwachstellen. Diese sollten repariert werden.

Das Aura-Immunsystem schützt unsere drei Hüllen (Körper, Geist und Seele) vor Angriffen und Belastungen und reguliert den Energiehaushalt. Die Aura ist also eine Art Schutzkokon, ein leuchtender Energiekörper, der den sichtbaren physischen Körper durchdringt und über ihn hinausreicht.

2

Wie können Sie Ihre Aura und Ihre Haut schützen und heilen?

Es gibt viele Vorgänge, um Aura und Haut zu schützen. Wir haben uns beide nicht nur als Autoren mit dem Aura-Schutz befasst, wir haben beide auch schon Hautprobleme selbst erlebt. Unsere Erfahrungen möchten wir hier an Sie weitergeben. Wichtig ist, dass diese Ratschläge auf beide Schutzhüllen gleichzeitig eine tiefgreifende Wirkung ausüben, wodurch sowohl Aura als auch Haut repariert werden. Dies geschieht durch den Einsatz mehrerer »Werkzeuge«, wie etwa Pflanzen und Edelsteine, aber auch durch geistige Kraft und durch bestimmte Energieübungen.

Jeder dieser Vorgänge ist Gold wert. Suchen Sie für sich davon mehrere aus und setzen Sie diese in die Tat um. Oder gehen Sie nach und nach alle Vorschläge durch. Kombinieren Sie sie mit den Ihnen zur Verfügung stehenden Gaben von Mutter Natur und stärken Sie dadurch Haut und Aura! Einige unserer Vorschläge werden Ihnen neu erscheinen, da diese aus dem russischen Raum kommen. Zuerst aber ein anderes Thema: Wie erkenne ich die Aura?

Die Aura erkennen

Es gibt Menschen, welche die Aura immer schon wahrnehmen, sowie Menschen, die es nach und nach durch spezielle Übungen wieder erlernen. Es ist keine leichte Gabe, weil man dadurch auch bemerken kann, wenn jemand erkrankt ist. Die Aura ist unser Energiemantel. Sie schützt unsere höheren Körper. Katzen sehen die Aura ständig, weil sie infrarot sehen können (Nachtsicht). Kleinkinder sehen die Aura häufig bis zum 5. Lebensjahr, die meisten verlernen die Aura-Sicht ab diesem Alter wieder. Das erneute Lernen kann durch folgende Übung in Gang gesetzt werden:

Wir können die Aura visuell sowie über die Gefühle wahrnehmen. Schauen Sie einen Menschen einfach an. Machen Sie Ihre Augen danach zu und versuchen Sie, die Farben zu sehen. Versuchen Sie, die Energie dieses Menschen wahrzunehmen. Nehmen Sie sich ruhig einige Minuten Zeit dafür. Wenn es beim ersten Mal nicht klappt, sollten Sie die Übung wiederholen. Irgendwann kommt eine farbige Eingebung. Und was haben Sie gesehen? Welche Farben hat dieser Mensch?

Was Farben anzeigen:

- Sehen Sie die Farben Gelb und Gold, deutet das auf einen spirituellen Menschen hin. Er ist ein Energiespender.
- Nehmen Sie Rot wahr, weist das auf einen Energie produzierenden Menschen hin, der gerne Energien weiterleitet.
- Sehen Sie Orange im Aura-Feld, zeigt es ein niedriges Energiepotenzial. So ein Mensch ist meistens leicht erregbar und ist in der Lage, Ihre Energie abzuziehen.
- Sehen Sie Grün, ist der Mensch dazu fähig, durch seinen Geist zu heilen.

- Hellblau und Türkis deuten auf eine starke kosmische Verbindung zum Universum hin. Solch ein Mensch kann Energien gut aufnehmen und weiterleiten.
- Sehen Sie Königsblau, deutet das auf einen gutmütigen Menschen, der Energie nehmen und geben kann.
- Magenta weist auf einen Menschen, der Energien produziert und weiterleitet, jedoch auch Energie absaugen kann.
- Lila/Violett zeigt uns einen universellen Energieverteiler, der unbewusst an einigen Tagen Energie weiterleitet und an anderen Tagen aufnimmt.
- Braun und Schwarz finden sich bei Menschen, die Energien benötigen und sie, bewusst oder unbewusst, absaugen.

Die Aura eines jeden Menschen kann sich verändern und ausdehnen, von einem Meter bis hin zu mehreren Kilometern. Die aurasichtigen Menschen nehmen diese als neblige, pulsierende Silberwolke wahr, die von Zeit zu Zeit ihre Farbe verändern kann. Dies geschieht durch Umgebungseinflüsse, den Energieaustausch von einem Menschen zum anderen und durch Wesensveränderungen.

Der menschliche Körper ist in der Lage, ein gewisses Energievolumen in der Aura aufzubauen. Die Energie im Körper ist jedoch konstant, und wenn wir sagen, dass wir energielos sind, meinen wir eigentlich, dass wir gute Energie verloren und schlechte aufgetankt haben. Wenn ein Mensch sich in einer ungünstigen Umgebung befindet oder zu wenig Kontakt zur Natur hat, leidet er an sogenannten Energieverlusten. In diesem Fall bedeutet ein Energieverlust, dass man viel zu viel positive Energie durch negative Energie ausgetauscht hat.

Für Menschen, die in dieser Situation sind, bietet sich folgende Übung an:

Machen Sie diese Übung über mehrere Wochen. Sie bringt Ihnen neue positive Energie.
Setzen Sie sich hin. Schließen Sie Ihre Augen. Stellen Sie sich dabei vor, dass kosmische Energie in Ihren Körper fließt und ihn wie einen Luftballon mit Luft füllt. Atmen Sie dabei tief ein und aus. Sollten Sie nach etwa fünfzehn Minuten merken, dass der Luftballon voll ist, lassen Sie die Energie wieder aus dem Ballon heraus und tanken Sie neu auf.

Praktische Ratschläge für den Alltag

Tipp 1

Arbeiten Sie mit Nüssen. Nüsse gelten als starke Energieträger. Sie unterstützen Ihre Aura durch die in ihnen verborgene Kraft, die man als Ursubstanz bezeichnet. Sibirische Schamanen zählen zu den Ursubstanzen Nüsse, Körner, Samen, Wasser und Wurzeln sowie Eier. So ist die grüne Walnuss in Russland ein »Energie-Renner«. Empfohlen wird, eine ungeschälte grüne Walnuss immer in der Hosentasche zu tragen. In der Nähe des Körpers bewirkt sie eine Reinigung der Energiehülle. Die Walnuss reguliert zudem Ihre obere Aura-Grenze durch ihre eigene Kraft und versiegelt die dort entstandenen Löcher und Unebenheiten. Aber auch für die Haut ist die grüne Walnuss ein Fundus. Sie hilft ihr, sich zu erholen. Ihre grüne, nicht ausgereifte Schale wirkt gegen Pilze und heilt eingerissene Haut sowie Ekzeme. Sie hilft bei Hauttuberkulose und bei Parodontose. Man nimmt dazu eine frische grüne Schale und reibt sie zu einem Brei. Die Masse wird direkt auf die betroffenen Stellen aufgetragen – das ist ebenso wirksam bei Herpes und allen Ausschlägen. Dieser Brei färbt jedoch ab, daher ist etwas Vorsicht bei der Anwendung im Gesicht geboten!

Tipp 2

Folgende Haut-Heilungsgeschichte erreichte uns vor ein paar Monaten. Eine langjährige Kundin schrieb: »Mein Name ist Olga. Ich bin sehr froh, Ihnen zu schreiben. Fast zwanzig Jahre litt ich unter Hautreizungen, Ekzemen und Neurodermitis. Mein ganzer Körper war eine einzige Wunde. Ich fand zwei Rezepte, die mir geholfen haben, das Leiden zu vergessen. Rainfarn hat mich Wort wörtlich gerettet! Rainfarn ist zwar giftig, aber heilt sehr schnell bei richtiger Anwendung! Ich habe zuerst täglich Waschungen mit Rainfarntee gemacht. Ich nahm vier kleine Zweige der Pflanze, kochte sie zwanzig Minuten in drei Liter Wasser ab und ließ den Sud noch vier Stunden stehen. Damit habe ich meinen Körper komplett zwei Mal täglich abgewaschen. Alle Hautirritationen und Pickel verschwanden schon nach den ersten drei Wochen. Für mich war das ein Wunder!

Die zweite Rezeptur habe ich in einer russischen Zeitung entdeckt. Diese kam von Dr. med. Ivanchenko. Er schlug eine Kombination aus drei Kräutern vor und nannte sie »Das russische Trio«. Ich probierte diese Mischung. Man verwendet Rainfarn (Blüten), Beifuß und Nelkenpulver. Diese Mischung hilft sogar gegen Parasiten. Man gibt je ein Gramm Rainfarn, Beifuß und Nelke ins Wasser. Diese Menge wird in drei Teile geteilt und eingenommen. Nicht zu empfehlen ist diese Mischung bei Magengeschwüren und bei zu hohem Blutdruck, da Nelke den Blutdruck erhöht. Eine Alternative, die jedoch etwas schwächer ist, dafür aber keine Nebenwirkungen zeigt, ist folgende Mischung: Man nimmt ein Gramm Thymian, drei Gramm Calendula und ein Gramm Kalmuswurzel. Alle Zutaten werden zu Pulver zerstoßen und zur täglichen Einnahme verwendet. Diese Portion sollte man ebenso in drei Teile teilen und drei Mal täglich zu je einem Teil einnehmen. Was ich bemerkt habe: Ich reagiere seitdem gelassener auf meine Mitmenschen und habe eine gute Ausstrahlung.«

Diese geschilderte Erfahrung zeigt erneut, wie wohltuend Pflanzen nicht nur auf die Haut, sondern auch auf die Aura einwirken. Schließlich haben Pflanzen auch eine Ausstrahlung und können ihre Kräfte in das menschliche Energiefeld übertragen.

Tipp 3

Die menschliche Haut ist von Natur aus sauer. Dies ermöglicht den Schutz vor »bösen« Bakterien. Daher sollte der Säuremantel der Haut beachtet werden. Gönnen Sie sich deshalb immer wieder ein Bad mit etwas Apfelessig oder Kaffee. Pro Vollbad reichen fünf Esslöffel Apfelessig oder zwei große Tassen Kaffee voll und ganz aus. Zur Teilwaschung könnte man ebenso Tomatensaft verwenden. Tomatensaft auf der Haut befreit sehr schnell von einigen Problemen. Kaffee, Apfelessig und Tomatensaft reinigen die Aura und befreien von energetischen Stauungen.

Tipp 4

Auch Silber kann Ihre Haut von negativen Einflüssen befreien. In Form von Silberwasser können Waschungen vorgenommen werden. Nehmen Sie zu diesen Zwecken ein Glas warmes Wasser und legen eine Silbermünze hinein. Lassen Sie das Wasser abkühlen und verwenden es zum Hautwaschen. Silber gilt als Transformationsmetall – es reinigt Ihre Energiehülle sehr schnell. Als Alternative zum Silberwasser können Sie eine Silbersalbe herstellen. Nehmen Sie etwas Kräutercreme oder gewöhnliche Gesichtscreme und geben Sie ein paar Tropfen kolloidales Silberwasser (dieses bekommen Sie in Ihrer Apotheke) dazu. Erwärmen Sie die Creme im Wasserbad leicht und vermischen Sie sie gut. Fertig.

Tipp 5

Es gibt ein altes Mittel gegen Hautirritationen, das auf den ersten Blick vielleicht etwas seltsam erscheinen mag, jedoch tatsächlich hilft! Man nimmt einen Liter Milch und segnet sie mit folgendem Gebet: »Im Namen Gottes, Jesu und Marias möge ich saubere, gesunde Haut bekommen. Amen.« Mit dieser Milch werden drei Tage lang die kranken Hautstellen abgewaschen. Probieren Sie diesen Tipp aus – auch der Glaube ist heilsam.

Tipp 6

Leiden Sie ab und zu unter Herpes? Der größte Teil der Menschheit hat diesen Virus in sich. Er ruht, wenn Ihr Immunsystem in Ordnung ist. Doch in der kalten Jahreszeit oder durch Stress kommt er ab und zu ans Tageslicht. Was können Sie gegen Herpes tun? Mit Silber können Sie leicht Abhilfe schaffen, schon unsere Großmütter wussten das. Nehmen Sie einen Silberlöffel und legen ihn in ein Glas warmes Wasser. Halten Sie den erwärmten Löffel dann vor die betroffene Stelle, zunächst ohne sie zu berühren. Wenn der Löffel lauwarm wird, legen Sie ihn auf die Herpes-Stelle, danach wieder ins Wasser und dann erneut auf die Herpes-Stelle. Machen Sie dies zwanzig Minuten lang. Danach könnte man auch einen Brutblattsaft (lat. Kalanchoe) auf die Haut auftragen. Auch eine Prise Salz im Mund zergehen lassen, hilft gegen diesen Virus. Übrigens sind Viren, energetisch gesehen, Blockaden, die sich in der Aura einnisten. Daher schwächt jeder Virus das Aura-Feld, weshalb es wichtig ist, auch für die Aura etwas zu tun.

Tipp 7

Achten Sie auf Nahrungsmittel, durch die Sie Aura und Haut stärken! Verwendet man täglich die richtigen Lebensmittel, erspart man sich viele Leiden und kann schneller genesen – das wussten schon unsere Vorfahren. Es gibt mehrere interessante Erkenntnisse über Lebensmittel, wovon einige schnelle Abhilfe bei Leiden schaffen. Hier sind sie:

Für Zähne und Mundschleimhaut ist Folgendes zu empfehlen: Meerrettich hemmt Bakterien im Mund und hilft bei Karies. Daher sollte man täglich etwas Meerrettich verzehren oder ein Stückchen davon kauen.

Harte Käsesorten sind gut für Ihren Zahnschmelz. Essen Sie mindestens jeden dritten Tag Käse, dann freuen sich Ihre Zähne darauf.

Bohnen und Erbsen reduzieren Cholesterin und leiten es aus dem Körper aus. Auch das stärkt Ihre Haut und verbessert die Ausstrahlung.

Rote Bete, Knoblauch und dunkle Schokolade verbessern Kapillaren und Arterien – dies ist durch verschiedene Studien bestätigt worden. Und wenn diese Baustellen korrekt beseitigt wurden, freut sich auch Ihre Haut.

Essen Sie häufig Haferbrei, Joghurt und Kefir sowie Weizenkleie und Leinsamen. Vergessen Sie auch den Reis nicht. Sie säubern den Darm, was direkte Auswirkungen auf die Ausstrahlung der Haut hat.

Meeresfrüchte sowie Fischleber haben viel Vitamin D in sich, was für die Kalziumaufnahme wichtig ist. Ab und zu, besonders im Winter, sollte man diese Produkte zu sich nehmen. Sie unterstützen Ihre Haut!

Anti-Aging Produkte sowie Produkte, die freie Radikale einfangen, sind Algen, Leinöl (ein Teelöffel täglich) und Tomaten. Auch diese dürfen nicht fehlen.

Ihr Essverhalten spielt eine entscheidende Rolle für das Immunsystem. Essen Sie mehr Gemüse, vor allem Kürbis, Rote Bete und Karotten. Ob frisch oder gebacken, Sie unterstützen Ihren Körper durch wichtige Elemente.

Kartoffeln, die reich an Vitamin C sind, sollten auf Ihrem Tisch nicht fehlen. Mögen Sie keine Kartoffeln, können Sie daraus Saft pressen und ihn einnehmen.

Zusätzlich sollte man darauf achten, dass Zwiebeln, Knoblauch und Ingwer, mindestens drei Mal in der Woche, in der Küche Verwendung finden.

Tipp 8

Achten Sie auf Ihren Zwölffingerdarm! Zwölf Finger lang – das Duodenum ist der Weg des Lebens. Man nannte ihn früher »den zweiten Magen«. Hier werden Speisen in wichtige Bausteine umgewandelt und Eiweiße, Kohlenhydrate sowie Fette durch Fermente verarbeitet. Doch trifft man oft genau hier auf eine Reihe von Problemen.

Meistens tritt eine Entzündung auf oder es entsteht später ein Geschwür. Damit genau das nicht passiert, wollen wir Ihnen einige Tipps aus der Natur unterbreiten. Als Erstes sollte man die Speisen gut zerkauen und nicht zu schnell schlucken. Verzichten Sie auf Kaffee und Alkohol. Das schont den Zwölffingerdarm und Ihre Haut. Sollten Sie bereits Probleme haben, gibt es eine Reihe an Abhilfen. Hier sind die einfachsten:

Tee aus Himbeerblättern regeneriert die Wände des Zwölffingerdarms. Er wird seit hunderten von Jahren verwendet. Der Tee wirkt blutverdünnend.

Anis, Fenchel und Dill wirken schmerzlindernd und können immer wieder im Salat gegessen werden. Auch Säfte und Tee aus diesen Kräutern sind hilfreich.

Ein echter Heiler ist der Lein. Leinsamen bilden Schleim, und das hilft dem Zwölffingerdarm zu heilen. Empfohlen werden Leinwasser oder auch Lein-Tee. Dazu nimmt man fünf Esslöffel Leinsamen und kocht sie fünfzehn Minuten lang in einem

Liter Wasser. Der Tee kann schluckweise über den Tag verteilt getrunken werden.

Zusätzlich empfiehlt sich ein Tee aus Wegerich. Nehmen Sie zwei Wegerich-Blätter, waschen sie und begießen sie mit dreihundert Milliliter Heißwasser. Nach zehn Minuten ist der Tee fertig zum Einnehmen. Er regeneriert die Schleimhäute im ganzen Darm.

Ein altes Rezept aus Russland ist die sogenannte Nussmilch. Dazu brauchen Sie zehn Gramm Walnüsse, hundert Milliliter Wasser und zwei Teelöffel Honig. Hacken Sie die Nüsse klein und geben Wasser sowie Honig dazu. Nehmen Sie davon fünf Mal am Tag je einen Teelöffel etwa eine halbe Stunde vor dem Essen ein.

Es ist sehr wichtig, den gesamten Körper zu stärken. So hilft dem Immunsystem das Sanddorn-Fruchtfleischöl. Es enthält viele Vitamine, vor allem Vitamin C und die Vitamingruppe B, deshalb wirkt es positiv auf die Schleimhäute in Magen und Darm. Menschen, die das Öl bereits kennen, freuen sich täglich über strahlende Haut.*

Tipp 9

Wer sich in der eigenen Haut wohlfühlen will, sollte auf sein Gewicht achten. Was hilft beim Abnehmen? Übergewicht ist eine Folge der heutigen Lebensweise. Heutzutage wird mehr gegessen, als unsere Vorfahren das taten, und auch gesund ist es meistens nicht mehr. Fastfood sagt es schon – schnell

---

* Vgl. Vadim Tschenze: Die russische Kräuterheilkunde.

ein Brötchen mit Leberkäse schnappen und zwischendurch essen – die Folge ist das Übergewicht...

Auch regelmäßige Besuche in Fastfood-Ketten können fatal für Haut und Aura sein – für den ganzen Körper! Die Lebensmittel sind kalorienreich und nährstoffarm – und unsere Generation bewegt sich ohnehin nicht genug. Die Folgen sind noch schlimmer als reines Übergewicht, denn nicht nur zu viel Fett plagt den Körper, sondern auch Arteriosklerose, Herz-Kreislauferkrankungen, Diabetes und Gefäßerkrankungen. Irgendwann meldet sich auch die Haut zu Wort. Wissenschaftlichen Studien zufolge hat das Fettgewebe zudem Einfluss auf den Hormonstatus und auf die Leber.

Hier gibt es nur eine Abhilfe – stellen Sie Ihre Essgewohnheiten um! Ernähren Sie sich bewusst und gesund. Als Faustregel gilt: Mehr Gemüse und weniger Fleisch! Kombinieren Sie Ihre Speisen sinnvoll. Übersäuern Sie Ihren Körper nicht! Wenn Sie Fleisch oder Fisch servieren, die sauer machen, nehmen Sie Kartoffeln dazu, die basisch wirken, anstatt Reis oder Nudeln, die wiederum übersäuern. So werden Sie Ihren Blut-PH-Wert in Ordnung halten können.

Als Unterstützung zur Gewichtsreduzierung dient der nicht geröstete Kaffee. Der grüne Kaffee, wie er genannt wird, verringert in kurzer Zeit das Körperfett. Ungeröstete Kaffeebohnen enthalten Wirkstoffe, die beim Abnehmen helfen können. Amerikanische Forscher aus San Diego bestätigen den Effekt, der auf dem Inhaltsstoff Chlorogensäure beruht. Dieser wird normalerweise durch die Röstung der Bohnen zerstört. Beim grünen Kaffee ist er noch vorhanden. Die tägliche Einnahme von grünem Kaffee-Extrakt unterstützt das Abnehmen jedoch nur bei fettarmer, gesunder Kost.

Joe Vinson, von der University of Scranton, betreute mit seinem Forscherteam eine Doppelblindstudie, an der mehrere stark übergewichtige Personen teilnahmen. Sechs Wochen lang nahm jeder der Probanden jeden Tag zwischen 700 bis 1050 Milligramm eines Extraktes aus grünen Kaffeebohnen ein. Jeder Proband hatte im Durchschnitt acht Kilogramm abgenommen. Nebenwirkungen traten nicht auf.

Wie bereits erwähnt, enthält grüner Kaffee Chlorogensäure. Diese Säure vermindert den Glukose-Transport vom Darm in das Blut. Es gibt Hinweise, dass Chlorogensäure das Enzym Amylase hemmt, welches im Darm aus Stärke Glukose erzeugt. Die Folge ist ein geringerer Blutglukose-Spiegel nach dem Essen. Somit kann der grüne Kaffee sogar das Risiko vermindern, an Typ 2 Diabetes zu erkranken! Was den Geschmack des grünen Kaffees angeht – er schmeckt nicht berauschend, deshalb wird er in Kapseln angeboten.

Diäten. Wer hat sie noch nicht gemacht? Jeder zweite Mensch hat mindestens eine Diät hinter sich. Doch helfen Diäten wirklich? Ja und nein. Heutzutage gibt es Hunderte von Diätvorschläge. Der »Diäten-Dschungel« irritiert die Menschen seit Jahren. Ihr Körper ist sehr intelligent. Er reagiert auf jede Reduktion von außen. Das heißt, wenn ihm etwas verweigert wird, geht er auf Sparflamme. Daher gibt es nach jeder Diät wieder eine Gewichtszunahme, den sogenannten Jo-Jo-Effekt. Der Körper lernt durch jede Reduktion dazu und denkt folglich: »Ich speichere lieber mehr, falls es später wieder abgestellt wird.« Das Einzige, was hilft, um dauerhaft schlank zu bleiben, ist die Veränderung der Einstellung zum Essen und eine Essensumstellung, die beibehalten wird.

Etwas »sündigen« darf man zwischendurch, doch nicht jeden Tag. Anders ausgedrückt: Man sollte sein Leben genießen, anstatt sich durch strenge Diäten zu quälen – alles jedoch in Maßen! Sie brauchen also keine Diät, Sie brauchen eine neue Lebenseinstellung. Wie will ich leben? Wie will ich aussehen? Dabei geht es nur in zweiter Linie darum, was, wie viel und wann Sie essen. Die Speisemenge zu reduzieren, hilft zwar beim Abnehmen, doch in erster Linie geht es um die Verbrennungsgeschwindigkeit der eingenommenen Kalorien, also um Ihren Stoffwechsel. Je saurer Sie essen, desto mehr Fett wird gespeichert. Je basischer der Körper ist, desto mehr arbeitet der Stoffwechsel und desto schneller nehmen Sie ab. Anstatt zu hungern, können Sie den PH-Wert des Körpers verändern, das hilft bei der Gewichtsreduktion. Stellen Sie also Ihr Essen auf basische Mahlzeiten um. So müssen Sie beim Abnehmen nicht hungern! Dazu essen Sie täglich entweder ein bis zwei frische oder eingelegte Gurken als Beilage zu jedem Essen, oder Sie lassen »Sauermacher« wie Nudeln, Brot und andere Teigwaren weg. Wie schon angesprochen, machen auch Fleisch und Fisch sauer – diese Produkte sollte man deshalb nicht täglich zu sich nehmen.

Wenn Sie Ihre Essgewohnheiten umstellen, sollten Sie auf die Mineralzunahme achten. Das ist kein Mythos! Ebenfalls kein Mythos ist, wie Diätologen sagen: Öfter, aber weniger essen, helfe beim Abnehmen. Dies stimmt, weil man dabei immer etwas im Magen hat und keine extremen Hungergefühle entwickelt. Es gibt jedoch auch sehr viele Diät-Lügen. Eine davon ist das schnelle Abnehmen – je schneller desto besser!? Das ist eindeutig eine Lüge, denn Ihr Körper wird wieder zunehmen, der Jo-Jo-Effekt ist hier bewiesen. Meistens hat man danach sogar noch mehr auf den Rippen als zuvor.

Auch die sogenannte Ananas-Diät ist ein Mythos. Dieser Mythos hängt sich daran auf, dass in der Ananas Bromelain entdeckt wurde, ein Enzym, das Fett angreift. Doch so viel von dieser Frucht kann man gar nicht essen, dass dadurch das Fett schmelzen würde. Was jedoch durchaus beim Abnehmen hilft, ist der Genuss verschiedener Früchte, denn diese haben weniger Kalorien als beispielsweise Nudeln.

Wasser trinken könne man nie genug – das ist ein weiterer Mythos. Wasser wird gespeichert! Daher werden die Nieren belastet, wenn man zu viel trinkt. Also hilft auch das nicht beim Abnehmen. Man sollte zwei Liter Flüssigkeit am Tag aufnehmen, um das Ausschwemmen der Schadstoffe zu unterstützen. Nicht zu vergessen ist jedoch, dass auch die festen Speisen Wasser enthalten. Also sollte die Einnahme des Wassers nur bei höchstens eineinhalb Liter liegen, sagen heute viele Wissenschaftler. Am besten spürt jeder Mensch, wie viel Wasser er wirklich benötigt, wenn er seinen Durst wahrnimmt und sich in seinen Körper hineinfühlt!

Ein wirkliches Wundermittel ist die Kartoffel. Die sogenannte Kartoffel-Diät hilft übergewichtigen Menschen, sich zu entgiften. Besonders geeignet ist diese Diät für Menschen mit Leber- und Nierenproblemen sowie mit Stoffwechselstörungen. Die Kartoffel enthält Kalium. Dieses Element ist für das Herz wichtig. Aber auch Darm und Muskelgewebe profitieren davon. Kalium befindet sich direkt unter der Kartoffelschale, so wird die Schale bei dieser Diät mitgegessen. Mehrere gebackene Kartoffeln werden täglich verzehrt. Es gibt Erfahrungen, dass sich nach dieser Diät auch die Arterien- und Kapillaren-Arbeit verbessert und zu hoher Blutdruck positiv beeinflusst wird. Die Tagesportion liegt bei ein bis zwei Kilo pro Tag.

Eine sexy Figur... Wer will sie nicht haben? Was macht Sie schlank und gesund? Wie verliert man den Winterspeck? Scharfe Speisen, wie Chili, Wasabi und Pfeffer, überlisten Ihr Gehirn. Hiermit gewürzte Gerichte machen schnell satt. Capsaicin – ein Stoff, der in der Chili vorkommt, attackiert sogar Fette direkt. Auch Speisen mit etwas Knoblauch sättigen schneller als andere.

Etwas Sport ist kein Mord. Bewegung macht lebendig und froh, kräftigt und verbessert die Haut. Fünfzehn Minuten Sport am Tag reichen aus. Sie können auch einfach spazierengehen, wenn Sie sich nicht auspowern wollen, und die Sonnenstrahlen genießen. Dies aktiviert die Vitamin D-Produktion. Versuchen Sie, weniger Stress zu haben, und meditieren Sie zehn Minuten täglich, das macht nicht nur gesund, sondern auch schlank.

Trinken Sie vor dem Essen immer ein Glas Wasser. Dieser Trick funktioniert, weil man danach weniger Appetit hat. Die Magenschleimhaut wird zudem beruhigt. Essen Sie mehr Obst und Gemüse als Beilage, und zwar bis Sie satt sind – nicht weniger und nicht mehr. Lassen Sie Brot, Teigprodukte und Süßigkeiten weg. Am besten schmecken Salzgurken und Tomaten. Diese machen schnell schlank.

Essen Sie Buchweizen als Beilage, er hilft beim Abnehmen. Lassen Sie sich dabei nicht vom Namen verwirren, Buchweizen ist kein Getreide, sondern ein Knöterichgewächs und glutenfrei. Buchweizenmehl kann zum Brotbacken verwendet werden. Auch Omeletts, Blinis und Brei aus Buchweizen schmecken gut. Blinis, eine Art Eierkuchen, sind in Russland sehr beliebt.

Das Spurenelement Zink trägt zur Fettverbrennung bei, das haben amerikanische Wissenschaftler herausgefunden. Es stimuliert das Gehirn und meldet dem Körper das Sättigungsgefühl. Zinkhaltige Produkte sind Käse sowie Linsen und Hafer. Essen Sie mehr davon. Käse kann zudem mit Weintrauben kombiniert werden.

Vitamin C hilft ebenso beim Abnehmen. Essen Sie mehr Petersilie, Zitronen, Obst und Gemüse. Auch Paprika und Kiwis enthalten sehr viel Vitamin C.

Gegen den Blähbauch wirkt Petersilie! Essen Sie diese täglich.

Der mythologisch-symbolisch aufgeladene Apfel, eine Gattung aus der Familie der Rosengewächse, ist allseits bekannt und beliebt. Zwei Äpfel am Tag stärken die Gesundheit, indem sie alle wichtigen Vitamine, Spurenelemente und viele Mineralstoffe mitbringen sowie den Darm unterstützen. Es ist dabei vor allem wichtig, die Schale mitzuessen! Zudem hat der Apfel sehr wenig Kalorien und schenkt durch seinen Fruchtzuckergehalt trotzdem eine Menge an Energie.

Bei Allergien essen Sie bitte Brot aus Kastanienmehl, das kein Gluten enthält. Darin stecken viele Vitamine und Mineralstoffe! Auch Reismehl enthält kein Gluten und macht schnell satt.

Essen Sie abwechslungsreich, denn auch das hilft beim Abnehmen. Es geht immer um die Menge. Wenn Ihnen etwas nicht schmecken sollte, essen Sie es nicht, schließlich ist Ihr Magen keine Mülltonne.

Tipp 10

Verwenden Sie Apfelessig in Ihrer Küche! Die Heilung durch Apfelessig sollte zum Alltag gehören. Jeder kennt ihn, nur weiß nicht jeder, dass man mit ihm heilen kann. Fünfprozentiger Apfelessig unterstützt Ihren Körper. In erster Linie verbessert er die Verdauung und vermindert – was kaum einer weiß – Allergien! Zudem kann man durch die Einnahme das Gewicht reduzieren. Er ist auch für Ihre Haut gut.

Zum Abnehmen empfiehlt sich die Einnahme von zwei Teelöffeln Apfelessig mit Wasser mehrmals am Tag. Wenn Sie an Allergien leiden, können Sie vor der Allergie-Saison zwei Teelöffel Apfelessig in zweihundert Milliliter Wasser zwei Mal am Tag einnehmen. Man darf dazu etwas Honig beimischen, so schmeckt das Getränk angenehmer. Auch bei Angina empfiehlt sich die Einnahme. Gurgeln kann man mit dieser Mischung auch, besonders bei Grippe und Erkältungen.

Bei Hautproblemen und Varikose (Venenleiden) reibt man den Essig ein. Dazu zwei Gläser des Getränks zu sich nehmen. Bei Kopfschmerzen empfiehlt sich eine Inhalation. Nehmen Sie fünfhundert Milliliter Heißwasser und geben dazu hundert bis dreihundert Milliliter Apfelessig. Köcheln Sie die Mischung und atmen fünf Minuten die Dämpfe ein. Das entschleimt auch die Bronchien.

Gegen Pilze gibt es ebenfalls ein Rezept mit Apfelessig. Man betupft die betroffenen Hautstellen immer wieder mit purem fünfprozentigen Apfelessig. Schon nach ein Paar Wochen verschwinden die Pilze von der Haut.

Zudem ist Apfelessig kosmetisch sehr wirksam. Sie können

zu diesem Zweck zwei Teelöffel des fünfprozentigen Apfelessigs mit zweihundertfünfzig Milliliter Wasser mischen und Eiswürfel daraus machen. Hiermit können Sie Ihr Gesicht immer wieder massieren. Die Haut wird frisch und geschmeidig. Man darf jedoch das Wasser auch verwenden, ohne es einzufrieren. Dazu nimmt man ein Baumwolltuch, befeuchtet es mit Essigwasser und reinigt hiermit das Gesicht und Dekolleté. Auch bei Neurodermitis hilft das Abwaschen mit diesem Apfelessigwasser. Für Kinder ist vielleicht ein Vollbad passender. Man gibt hundert Milliliter Apfelessig in die Wanne und badet darin zehn bis fünfzehn Minuten.

Tipp 11

Was tun bei trockener Haut, kaputten Nägeln und Haaren? Trockene Haut ist empfindlich, sie neigt zu Entzündungen und Rötungen. Durch eine falsche Lebensweise neigt die gesunde Haut mit der Zeit dazu, trocken zu werden.

Stellen Sie Ihre Ernährung auf eine möglichst basische Vollwertkost um. Vermeiden Sie Fastfood und Süßigkeiten, Alkohol und Tabak. Sorgen Sie für ausreichende Entspannung und Bewegung. Versorgen Sie Ihren Körper mit »Radikalfängern« wie Vitamin A, C, E und Biotin sowie Selen und Zink.

Brüchige Haare treten meist in Verbindung mit trockener Haut und brüchigen Nägeln auf. Hier empfiehlt sich eine Vitamin-A-reiche Nahrung, z.B. Karotten.

Sinnvoll sind regelmäßige Haarwaschungen mit Brennnesseltee. Versuchen Sie folgende Öl-Kur: Nehmen Sie zwei Esslöffel Rizinusöl, geben Sie dazu zwei Esslöffel Sonnenblumenöl und massieren Sie diese Mischung in die Haare ein. Lassen Sie die Haarmaske eine halbe Stunde unter einer Kopfbedeckung wirken und waschen Sie danach die Haare aus.

Auch eine Kräuter-Öl-Packung kann helfen. Nehmen Sie fünfzig Milliliter kaltgepresstes Olivenöl und fünf Esslöffel von folgenden getrockneten Kräutern: Brennnessel, Rosmarin und Birkenblätter. Lassen Sie die Mischung drei Tage ziehen und seihen sie ab. Dieses Kräuteröl können Sie in die Kopfhaut einmassieren und eine Stunde wirken lassen. Danach die Haare auswaschen.

Aktuell sehr beliebt ist Arganbaum-Öl aus Marokko. Auch dieses regeneriert schnell Haare und Haut. Daher wird es auch bei Massagen verwendet.

Auch in den Wechseljahren und in der Schwangerschaft leidet die Haut. Einen hilfreichen Beitrag zur gesunden Ernährung von Frauen leisten einfache Tees. Wichtig ist eine gesunde Lebensführung. Verzichten Sie vor allem auf den Verzehr von geräuchertem Fleisch. Fleischkonsum grundsätzlich zu reduzieren, ist in vielerlei Hinsicht sehr gesund – Ihre Ausstrahlung wird es Ihnen danken! Sinnvoll ist regelmäßige Bewegung unter Vermeidung einer Überanstrengung. Um die Haut bei Wechseljahren und in der Schwangerschaft zu erfrischen und bei Schwangerschaft die Schwangerschaftsstreifen zu vermeiden, empfiehlt es sich, die Haut ein Mal täglich mit Weizenkeimöl leicht zu massieren.

Tipp 12

Kräuter sind nicht gleich »Kräuter«! Es gibt viele Kräuter, die äußerst interessante Verwendungszwecke bieten; einige kennen Sie bestimmt aus Ihrer Küche. Doch haben diese Kräuter diverse Fähigkeiten, an die kaum gedacht wird.

Rosmarin (Rosmarinus officinalis) schmeckt nicht nur gut, sondern ist auch ein Mittel für die Bronchien. Es wurde früher als Parfüm verwendet und ist heute noch sehr bekannt aufgrund seiner ätherischen Öle. Diese Pflanze hilft auch bei Erkältung. Man reibt die Blätter zusammen mit etwas Salz und gibt sie in einen Stoffbeutel. Dieser wird am Körper getragen. Man riecht immer wieder daran, so gelangen die Öle in die Bronchien. Das Rosmarinöl wirkt schnell bei Hautleiden. Solch ein Öl ist schnell selbst herzustellen. Nehmen Sie ein Glas, füllen es mit Rosmarinzweigen und geben etwas Sonnenblumenöl dazu. Lassen Sie das Öl im offenen Glas zehn Tage ziehen. Fertig! Das Öl kann auf die betroffenen Hautstellen aufgetragen werden.

Herzsame (Cardiospermium halicacabum) oder auch Ballonrebe genannt, hat sich in unseren Gärten längst angesiedelt. Ihre Samen zeichnen sich dadurch aus, dass ein Herz darauf zu sehen ist. Diese Kletterpflanze ist essbar. Ihre Stoffe ähneln dem Cortison, daher kann eine Tinktur aus Blättern bei Ekzemen, Juckreiz und Neurodermitis eingesetzt werden.

Herzsamen mit Alkohol verwendet man äußerlich bei Hautproblemen aller Art, bei Kopfhautproblemen und Mückenstichen, innerlich bei Entzündungen.

Zubereitung:

Ein 700 ml Glas voll mit Herzsamenblättern und zwanzig Herzsamen füllen. 600 ml Wodka oder Schnaps dazu geben. Zehn Tage im geschlossenen Glas ziehen lassen. Danach den Ansatz abseihen.

Verwendung:

Bei äußerlicher Anwendung mehrmals am Tag einreiben

Die Salbe gegen Hautprobleme ist hilfreich bei Neurodermitis, Schuppenflechte oder Ekzeme

Zubereitung: Zehn Blätter Fetthenne und zwanzig Herzsamenblätter klein schneiden. 200 g Butter aufkochen und die gehackten Kräuter dazu geben. Den Schaum abziehen und eine Stunde ziehen lassen, danach abseihen.

Verwendung: Mehrere Male auf die betroffenen Stellen auftragen

☼ **Basilikum** (Ocimum basilicum) ist das rote Basilikum. Neben der Verwendung in der Küche hilft es als Kraut bei Migräne, Verdauungsschwierigkeiten und bei Frauenleiden. Durch seine Inhaltsstoffe hat die Pflanze ebenso eine gute Wirkung auf die Haut. Einfach in den Salat dazugeben.

☼ **Ashwaganda** (Withania somnifera) wirkt wie Ginseng und hat eine beruhigende Wirkung. Das Kraut kann als Salat oder Tee verwendet werden. Wirken soll es bei Potenzstörungen, Stress und Immunschwäche, auch bei Entzündungen der Haut und geistiger Anstrengung.

☼ **Ajmud** (Carum roxburgianum) ist ein Gewürz aus Indien. Das Kraut sieht wie Dill aus, doch hat es einen Kümmel-Bärlauch-Geschmack. Empfohlen wird es bei Blähungen, Hautleiden und Verdauungsschwierigkeiten.

☼ **Pfefferminze** (Mentha spicata) ist dank ihrer Stoffe bekannt. Sie wirkt belebend und kann als Tee zubereitet werden. Auch ein Paar Blätter Minze geben einem Glas Wasser eine besonders feine Frische und einen angenehmen Geschmack. Minze wirkt positiv auf die Aura.

All diese Kräuter können auch in Europa im Garten oder in einem Balkonkasten kultiviert werden. Alle brauchen nährstoffreiche Erde und können von April bis Mai ausgesät werden.

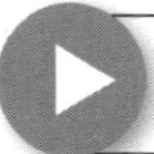

Sauerkraut tut dem ganzen Körper gut

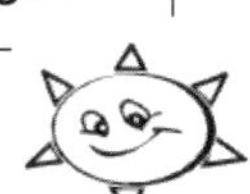

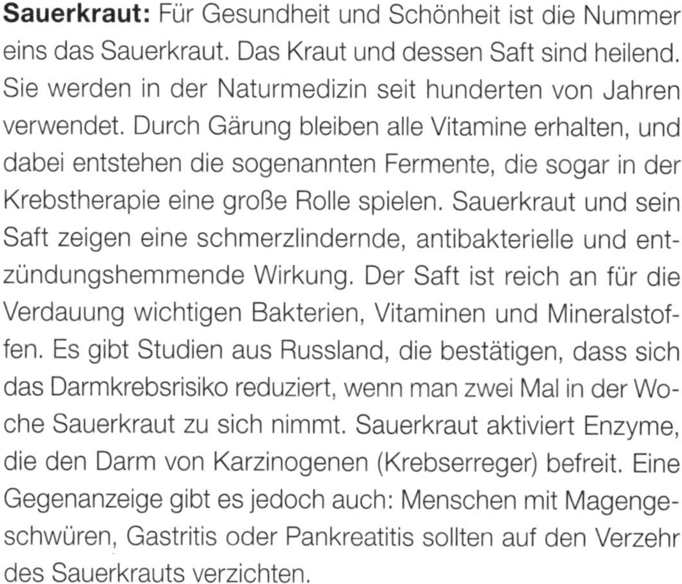

Sauerkraut: Für Gesundheit und Schönheit ist die Nummer eins das Sauerkraut. Das Kraut und dessen Saft sind heilend. Sie werden in der Naturmedizin seit hunderten von Jahren verwendet. Durch Gärung bleiben alle Vitamine erhalten, und dabei entstehen die sogenannten Fermente, die sogar in der Krebstherapie eine große Rolle spielen. Sauerkraut und sein Saft zeigen eine schmerzlindernde, antibakterielle und entzündungshemmende Wirkung. Der Saft ist reich an für die Verdauung wichtigen Bakterien, Vitaminen und Mineralstoffen. Es gibt Studien aus Russland, die bestätigen, dass sich das Darmkrebsrisiko reduziert, wenn man zwei Mal in der Woche Sauerkraut zu sich nimmt. Sauerkraut aktiviert Enzyme, die den Darm von Karzinogenen (Krebserreger) befreit. Eine Gegenanzeige gibt es jedoch auch: Menschen mit Magengeschwüren, Gastritis oder Pankreatitis sollten auf den Verzehr des Sauerkrauts verzichten.

Da Sauerkraut reich an Vitamin C ist, sollte es häufiger gegessen werden. Man kann jedoch stattdessen auch drei Mal am Tag hundert Milliliter Saft trinken. Sie können mit diesem Saft auch Ihre Haut pflegen. Hierfür werden Kompressen oder Waschungen empfohlen.

Auch Ihre Schleimhäute müssen ständig gepflegt werden. Bei blutendem Zahnfleisch oder Problemen mit der Mundschleimhaut sollte man Sauerkraut immer wieder kauen oder mit Sauerkraut-Saft spülen.

Bei Gesichtshautproblemen gibt es sogar eine alte Maskenrezeptur. Für diese Prozedur brauchen Sie eine Handvoll kleingehacktes Sauerkraut. Machen Sie dann ein fünfminütiges Dampfbad für Ihr Gesicht und legen zunächst Sauerkraut darauf. Bedecken Sie das Sauerkraut auf Ihrem Gesicht mit einer Frischhaltefolie und einem Tuch. Lassen Sie die Maske dreißig Minuten wirken. Waschen Sie nun die Haut ab und cremen sie ein.

Sauerkraut tut dem ganzen Körper gut. Auch bei Arterienproblemen empfiehlt sich die tägliche Einnahme von zweihundert Millilitern Sauerkraut-Saft, am besten fünfzehn Minuten vor jedem Essen. Russische Heiler empfehlen den Saft auch bei Gallensteinen. Dabei sollte man zwanzig Minuten vor jedem Essen hundert Milliliter Saft über ein bis zwei Monate hinweg einnehmen. Man kann zu dem Saft auch Tomatensaft mischen. Bei Würmern im Darm wird diese Therapie ebenso oft empfohlen. Auch hier wird die Einnahme von Saft sowie das Verzehren des Sauerkrauts vorgeschlagen. Es werden hundert Milliliter Saft drei Mal täglich eingenommen, dazu drei Mal täglich hundert Gramm Kraut gegessen. Bei großen Würmern trinkt man täglich sogar einen halben Liter Saft zwei Monate lang. Und wenn Sie Ihre Haut verletzt, beispielsweise verbrannt haben, können Sie eine Kompresse aus Sauerkraut machen. Sie hilft schnell!

Zitrone gegen Hautprobleme

Nicht nur Sauerkraut, sondern auch die Sonnenfrucht Zitrone kann bei Hautproblemen eingesetzt werden. Sauer, lecker und vitaminreich ist sie aus dem Alltagsleben nicht mehr wegzudenken. Das Ursprungsland dieser Pflanze ist umstritten.

Einige sagen, die Zitrone käme aus dem Himalaya, andere behaupten, sie stamme aus Indien. Diese Frucht beinhaltet Vitamin C und Zitronensäure, die bei Erkältungen hilft. Da die Zitrone jedoch erst basisch wirkt, sollte man ein Stück überzuckern und fünf Minuten ziehen lassen, dann wirkt sie erst sauer. Zitronensirup hilft bei Angina und Halsschmerzen, man stellt ihn her, indem man drei Zitronen kleinhackt und mit Zuckerwasser ankocht. Man nimmt davon immer wieder einen Teelöffel ein. Bei Leberschäden nimmt man Zitronen mit der Schale. Dazu brauchen Sie vier Zitronen. Hacken Sie sie klein, geben dazu einen Liter Honig und zweihundert Milliliter Olivenöl. Stellen Sie diese Mischung in den Kühlschrank. Die Einnahme liegt bei einem Teelöffel drei Mal täglich vor dem Essen. Wenn die Leber funktioniert, funktioniert auch die Haut.

Die Zitrone ist auch reich an Kalium und daher gut für Ihr Herz. Im Folgenden eine Rezeptur bei Arteriosklerose: Der Saft von einer halben Zitrone wird mit Wasser gemischt und mit einem Teelöffel Honig verfeinert. Dieses wird vor dem Schlafengehen eingenommen.

Wussten Sie, dass die ätherischen Öle aus der Zitrone bei Kopfschmerzen helfen? Die Energie der Zitrone geht auch in Ihre Aura und repariert sie. Sollten Sie an Kopfschmerzen leiden, werden Sie diesen Tipp nutzen können. Reiben Sie ein paar Tropfen Öl auf die Schläfen und legen sich hin. Nach ein Paar Minuten reiben Sie Ihre Fußsohlen mit dem Öl ein – bleiben Sie liegen! In Indonesien waschen die Frauen ihr Geschirr mit Wasser und Zitronensaft ab, wenn Sie an Kopfschmerzen leiden. Das funktioniert! Schon im alten Griechenland verwendete man diese Zauberfrucht. Sie wurde schon damals zur Entgiftung empfohlen. Nicht umsonst wird etwas Zitronensaft auch heute auf Fischgerichte gegeben – nicht weil es dann besser schmeckt, sondern weil die Zitrone Bakterien abtötet.

Nicht empfohlen wird Zitrone bei Magenbeschwerden, bei Kolitis, Gastritis und Geschwüren, Nephritis sowie Hepatitis.

Computer und Aura

Computer erzeugen Strahlung. Wie kann man sich dagegen schützen? Es ist zu empfehlen, in der Nähe Ihres Monitors einen Kaktus oder Bambus zu platzieren, sie vermindern die Strahlung, damit die Aura nicht geschädigt wird.

Strahlung ist jedoch nicht das einzige Problem... Achten Sie auf Ihre Augen, während Sie am Computer arbeiten. Anders gesagt, Ihre Augen ermüden bei einer geringen Auflösung des Bildschirms schneller als bei einer höheren. Zudem ergibt die höhere Auflösung ein scharfes Bild und spannt Ihre Augenmuskeln nicht so an. Der Monitor sollte sechzig Zentimeter von Ihnen entfernt stehen. Er sollte nicht höher als Ihre Augen platziert sein, besser sogar etwas unterhalb der Augen, was die Höhe angeht. Der Monitor sollte auch möglichst gerade vor Ihnen stehen, so verspannen sich Ihre Muskeln nicht so schnell. Längeres Arbeiten am Tisch kann zudem Rückenschmerzen verursachen. Stellen Sie Ihren Laptop immer auf den Tisch und nicht auf die Knie, so verhindern Sie die Aufnahme der Strahlung. Die Meidung von elektronischer Strahlung spielt bei stillenden Frauen eine wichtige Rolle, im Grunde sollten stillende Frauen den Computern gar nicht nutzen, doch ist dieser Ratschlag in der heutigen Zeit wohl nicht in jedem Falle umsetzbar. So sollte sich eine stillende Frau zumindest während dieses so liebevollen Rituals ganz darauf konzentrieren – möglichst in einem Raum ohne Computer und Smartphone. Für alle anderen gilt eine Faustregel: Eineinhalb Stunden vor dem Computer, danach zwanzig Minuten ohne.

Der Computer kann ebenso Ihre Psyche schädigen. Es kann Eifersucht hervorrufen, wenn man zu viel Zeit davor verbringt, denn der Partner kann sich schnell ignoriert und unverstanden fühlen. Dabei spielt es keine Rolle, ob man mit dem PC arbeitet oder spielt. Achten Sie daher immer auf Ihre Arbeitszeiten. Setzen Sie sich eine Grenze. Psychische Probleme aufgrund unbewusster Computernutzung über lange Zeit hinweg entstehen auch oft bei Kindern. So führt dies in einigen Fällen zur vieldiskutierten Einsamkeit vor dem Bildschirm. Achten Sie auf Ihre Kinder, klären Sie sie auf! Zudem schwächen psychische Probleme wiederum das Aura-Feld.

AURA-SOMA
Schutz für die Aura, Heilung für die Haut

Die geheimnisvoll aussehenden Farb- und Ölmischungen in Verbindung mit den Energien der Edelsteine leisten schon Jahrzehnte lang gute Dienste, wenn man nach den Ursachen seelischer Hintergründe bei vielen Ungleichgewichten sucht. Ein dazu bekanntes Motto – »Du bist die Farbe, die Du wählst« – zeigt einen Zusammenhang zwischen dem Inneren des Menschen und der Farbe, die der Betreffende wählt.

Die Vibrationen einer Farbe wirken direkt auf das Aura-Feld, und die Energie der Pflanzen und Edelsteine im öligen Teil der zweifarbigen Aura-Soma Flaschen haben einen direkten Bezug zur Haut. Übrigens beinhaltet der Name dieser Farbtherapie schon ihre Anwendungsmöglichkeiten: Das Wort *Aura* steht für das Energiefeld des Menschen, und das Wort Soma bedeutet im Griechischen Körper.

Aus der ganzen Palette der Aura-Soma Produkte wählen wir die Rescue-Apotheke und die Pomander. Diese haben einen direkten Bezug zu unserem Thema.

Diese wertvollen Kräuter- und Edelstein-Farböle bieten **Unterstützung**, wenn man aus dem inneren Gleichgewicht gerät und sich den alltäglichen Problemen ausgeliefert fühlt:

Physical Rescue-Öl – Blau/ Tiefmagenta

Ist hilfreich in allen Stress-Situationen, in denen man innere Anspannung und Druck empfindet. Lindert Kopfschmerzen und beruhigt entzündete Haut. Bei Entzündungen im Bereich Nase/Ohren oder auch bei entzündetem Zahnfleisch empfiehlt es sich, die betroffene Stelle von außen mit ein paar Tropfen des Rescue Öls zwei Mal pro Tag leicht einzumassieren. Es lindert die Spannung an der betroffenen Stelle. Blau/ Tiefmagenta-Öl eignet sich auch für Massagen bei müden oder geschwollenen Beinen mit Krampfadern.

Herz-Öl – Blau/ Grün

Eine Anspannung im Herz-Bereich lässt sich durch das Blau/ Grün-Öl lindern. Ein paar Tropfen leicht einmassieren in den Brust-Bereich schützt die sanfte und empfindliche Herzenergie.

Sonnenlicht-Öl – Gelb/Gold

Wie schon der Name besagt, schenkt dieses Öl durch Einmassieren im Bereich des Solarplexus Wärme und Optimismus. Da sich bei den meisten Menschen in diesem Bereich Ängste manifestieren (bekannte Spannung im Magen), schützt das Gelb-Goldige-Öl die Aura von äußeren Einflüssen und lässt die innere Kraft in den Vordergrund treten. Das wirkt sich positiv auf die weiteren Handlungen aus, die nicht mehr aus der Angst heraus entstehen, sondern aus der inneren Kraft.

Liebes-Notfall-Öl – Klar/ Rosa

Diese sanfte Farbkombination unterstützt die verletzte Seele bei Liebeskummer. Sie hilft, sich selber anzunehmen. Das Öl verwöhnt die Haut, sein zarter Rosenduft erinnert an die Einheit und Vollkommenheit.

Sternenkind-Öl – Blau/ Rosa

Eine zauberhafte Kombination von zwei Farben, die das Männliche und das Weibliche repräsentieren. Diese Zusammenstellung ist eine einmalige Kombination für alle Hautirritationen und Probleme. Sie heilt, reinigt und beruhigt.

Es gibt Berichte, dass ein paar Tropfen dieses Öls, in die Haarfarbe gegeben, die Kopfhaut nach dem Färben beruhigt.

Das Öl ist empfehlenswert bei Akne-Problemen bei Jugendlichen sowie bei leichter Psoriasis.

Orange-Orange-Öl

Wenn die Aura eines Menschen durch alte traumatische Erfahrungen belastet ist, was sich in ihrer veränderten Form oder durch eine Vernebelung der Farben erkennbar macht, hilft das orangefarbige Öl, die traumatischen Erfahrungen zu bearbeiten und ins Leben zu integrieren. Dadurch kann ein Mensch wieder zu mehr Lebensfreude finden.

Achtung: Eine Bearbeitung von Trauma-Erfahrungen ist ein Prozess, welcher bei jedem Menschen anders verläuft. Achtsamkeit und Feinfühligkeit wirkt dabei unterstützend, und jede Auflösung benötigt ihre Zeit.

Liebe und Weisheit-Öl – Hellkoralle/ Hellkoralle

Eine wichtige Farbkombination für die heutige Zeit, in der jeder Mensch nach Liebe und Geborgenheit sucht. Wenn diese zwei Aspekte nicht erfüllt werden, fühlt man sich traurig und niedergeschlagen. Die hellkoralle Farbe schenkt Unterstützung und Hoffnung in solchen Situationen.

Energie-Rescue-Öl – Rot/ Tiefmagenta

Eine starke Vitalisierung der Aura. Bei Müdigkeit, Erschöpfung oder matter Ausstrahlung bringt dieses Öl die Lebensenergie wieder in Schwung. Es ist ein wahrer Energiespender! Empfehlenswert für Fuß-Massagen!

Metatron-Öl – Klar/ Tiefmagenta

Durch die Polarität eine Einheit finden. Dieses Öl bewirkt eine tiefe Reinigung der Aura. Wenn man immer nur eine Seite des Lebens sieht und nicht auch die andere Seite annehmen kann, hilft das Öl dabei, durch ein Verstehen des Ganzen wieder Harmonie und Gleichgewicht herzustellen.

ANWENDUNG der Rescue-Öle

Ein paar Tropfen ausgewähltes Öl auf folgende Körperbereiche in die Haut einmassieren:

Physical Rescue Öl	an die Stelle, an welcher man Spannung, Druck oder Schmerz empfindet.
Herz-Öl	auf die Haut im Brustbereich auftragen.
Sonnenlicht-Öl	im Solarplexus-Bereich (Bauch, Bauchnabel) einmassieren.
Liebes-Notfall-Öl	auf Energie-Punkte einmassieren: Kopf, Stirn, Drittes Auge, Thymus-Drüse. Dann weiter auch um die Hüften (Unterbauch und das Kreuz).
Sternenkind-Öl	einmassieren um die Stelle, an welcher die Haut durch die Irritationen am meisten betroffen ist. Das Öl kann auch auf das Scheitel-Chakra aufgetragen werden.
Orange-Orange-Öl	Unterleib, die linke Seite des Körpers (von den Ohren, über die Schultern und die Achselhöhle nach unten bis zum Fußknöchel).
Liebe und Weisheit-Öl	um den Unterbauch herum, an der rechten Seite des Körpers entlang (von den Ohren, über die Schulter und Achselhöhle nach unten bis zum Fußknöchel).
Energie-Rescue	an Füßen, Beinen und Hüften einmassieren.
Metatron-Öl	Drittes Auge, Rückseite des Kopfes, Stirn und Nacken. Das Öl kann auch auf die innere Seite des Handgelenks aufgetragen werden.

AURA-SOMA POMANDER

Aroma Essenzen enthalten neunundvierzig Kräuterextrakte. Ihre duftenden Energien schützen die Aura direkt.

Weiß	bringt eine Reinigung für die Aura
Rosa	unterstützt liebevolle Handlungen, Mitgefühl und Selbstannahme
Dunkelrot	Vitalität für die Aura
Koralle	unterstützt Unabhängigkeit und Eigenständigkeit
Orange	bringt Gleichgewicht
Gold	fördert innere Weisheit
Gelb	bringt Lebensfreude und Leichtigkeit
Olivgrün	öffnet für die weibliche Intuition, schützt bei Phobien
Smaragdgrün	unterstützt bei Entscheidungen, fördert Ehrlichkeit
Türkis	stärkt Kreativität und Kommunikation in allen Lebensbereichen
Saphirblau	hilft bei Stress, fördert innere Ruhe und Gelassenheit
Königsblau	unterstützt die Verbindung zu sich selbst
Violett	beruhigt, fördert die Heilung und ist gut geeignet für die Meditation
Tiefmagenta	Regeneration der Aura

ANWENDUNG der Pomander:

Nehmen Sie ein paar Tropfen des ausgewählten Pomanders in die linke Handfläche. Reiben Sie die beiden Handflächen aneinander, so als wollten Sie eine kleine Kugel formen.

Dann strecken Sie Ihre beiden Hände über den Kopf und verbinden sich durch den Duft des Pomanders mit dem Augenblick im Hier und Jetzt. Langsam fächeln Sie die Pomander-Energie in Ihre Aura ein – erst über den Kopf, dann gehen Sie mit den Händen nach unten – Schulter, Brust, Unterleib, das Kreuz, Hüfte, Beine und Füße. Achten Sie dabei besonders auf die Energiezentren (Chakras). Sie können kurz die beiden Hände über den Herz-Bereich halten und das Herz und Ihre Emotionen durch den Duft des Pomanders heilen.

Schließlich verbinden Sie sich durch Ihre Hände mit der Erde. Dann heben Sie Ihre Hände wieder empor, führen Sie vor Ihrem Gesicht zusammen und atmen den Duft des Pomanders ein. So können Sie Ihre Aura kräftigen und unterstützen.

Eine kurze **Meditation** mit einem Pomander oder einem Rescue Öl:

Finden Sie ein stillen Platz und Moment für sich, und setzen Sie sich ruhig hin.
Entspannen Sie Ihren Körper.
Tröpfeln Sie zwei bis drei Tropfen des ausgewählten Pomanders oder Rescue Öles in die Handfläche, reiben Sie beide Hände aneinander und atmen Sie den Duft des Pomanders oder Öles ein.
Schließen Sie die Augen, und lassen Sie sich von dem Duft führen.
Der Duft entspannt alle Ihre Sinne und ermöglicht es Ihnen, das loszulassen, was Sie in diesem kurzen Moment nicht benötigen.
Diese Entspannung bringt Sie zu Ihrer Mitte, zum Gefühl: »Ich bin.« Nehmen Sie diesen Moment an und genießen Sie ihn.
»Ich bin.«
Ein Moment ohne Erwartung, ohne etwas zu denken, ohne etwas zu wollen oder zu müssen.
Das pure Dasein.
Das strahlende »Ich bin«.
Seien Sie sich bewusst, welche Kraft und Schönheit in Ihnen verankert ist.
Mit ein paar Einatmungen kommen Sie wieder zurück in das Alltagsleben.
Ihr Geist wird erfrischt sein und erfreut sich am Leben.

3

Die Natur heilt

Die Arbeit mit Farben

Auch Farben sind Frequenzen, die Ihre Haut und Ihre Aura beeinflussen. Man kann mit Farben sogar therapieren. Arbeiten Sie mit Farben, werden Sie schnell feststellen, dass sie Sie im Alltag unterstützen können. Hier möchten wir Ihnen die Bedeutung der Farben offenlegen. Zur Unterstützung der Aura und der Haut kann Sie bereits die Farbe eines Kleidungsstückes positiv beeinflussen – ein farbiger Schal oder fröhliche Socken können manchmal Wunder wirken.

Rot steht für Kraft. Wenn Sie ausgelaugt sind, hüllen Sie sich in etwas Rotes. Diese belebende Energie bringt Lebensfreude und entfernt Ihre Schwäche. Die rote Schwingung ist eine der stärksten Farbfrequenzen.

Orange steht für Vitalität und unterstützt Ihre Psyche. Diese Farbe wirkt aufhellend und wird sogar bei Depressionen empfohlen. Tragen Sie Orange, werden Belastungen abgeschwächt.

Gelb steht für Selbstvertrauen und eine fröhlichere Stimmung. Ziehen Sie immer wieder Gelb an, wenn Sie sich konzentrieren möchten.

Grün steht für Antrieb und Beruhigung. Diese Farbe gilt als heilend. Sie regeneriert Ihre Aura sehr schnell und schenkt neue Lebenskraft.

Blau steht für Entspannung. Tragen Sie diese, wenn Sie Ihren Körper und Ihre Seele ausgleichen wollen. Blau beruhigt die Psyche und wirkt gegen Angst- und Unruhe-Zustände.

Violett steht für geistige Kraft und wird bei der Meditation empfohlen. Diese Farbe bringt Geduld und harmonisiert Ihre Aura.

Weiß ist eine Mischung aus allen Farben und kann daher für alle Themen eingesetzt werden.

Die Farb-Diät

Es gibt auch eine sogenannte Farb-Diät für Haut und Aura. Jede Farbe spielt eine Rolle beim Stoffwechsel und bringt eine eigene Energie mit sich. Pro Tag sollte man ausschließlich Lebensmittel von einer Farbe wählen. Am nächsten Tag ist die nächste Farbe an der Reihe – bis man am Ende der Woche sozusagen einen Regenbogen zusammen hat. Die Auswahl der Lebensmittel nach Farben bringt innerhalb von vier Wochen eine Gewichtsabnahme von ungefähr drei Kilos und eine glattere Haut.

Am Montag sollte man weiße Lebensmittel essen, wie Bananen, Kartoffeln, Reis, Milch, Käse, Nudeln, Kokos, Eiweiß und Blumenkohl. Weiße Produkte sind reich an Kohlenhydraten. Die Farbe Weiß kühlt zudem ab.

Am Dienstag sollten rote Nahrungsmittel ausgewählt und gegessen werden, wie rote Bohnen, Tomaten, Kirschen und Beeren, es darf auch etwas Rotwein getrunken werden. Diese Produkte haben Antioxidantien und sind gut für das Herz. Rot lässt leichter Kalorien verbrennen und hebt den Muskeltonus an.

Am Mittwoch sollte Grünes gegessen werden, wie Salat, Gemüse, Kiwi, Gurken und Brokkoli. Diese Produkte stärken Nerven und Muskulatur. Nehmen Sie dazu grünen Tee. Grün beruhigt das Herz, lässt aber keine Kilos schmelzen.

Am Donnerstag werden orangefarbene Produkte gegessen, beispielsweise Karotten, Papaya, Lachs, Mango, Aprikosen und Tomaten. Die Färbung rührt von den Carotinoiden (u.a. Betakarotin) her – diese Antioxidantien schützen vor starker Alterung der Haut und stärken das Immunsystem. Obwohl orangefarbene Lebensmittel den Appetit anregen, helfen sie beim Abnehmen.

Am Freitag sollte man sich für violette Nahrung entscheiden, wie Auberginen, Weintrauben, Beeren, Zwetschgen, Pflaumen, Estragon und Paprika. Violett bremst den Stoffwechsel etwas ab und macht vielleicht ein wenig müde. Diese Farbe wirkt dafür aber schmerzlindernd.

Am Samstag wird Gelb gegessen, beispielsweise Ananas, Aprikosen, Paprika, Kürbis, Zucchini, Äpfel, Mais, Hartkäse, Eigelb, Honig und Kurkuma. Es darf dazu etwas Bier getrunken werden. Alle diese Produkte sind ebenfalls voller Carotinoide. Der Stoff Kurkumin im Kurkuma übt eine positive Wirkung auf den Stoffwechsel aus, lindert Zahnfleischentzündungen und senkt zudem noch den Histaminspiegel im Körper – Allergiker sind also gut beraten, wenn sie Kurkuma nicht nur am Samstag verwenden. Gelb ist kühlend und ausgleichend, senkt Fieber und hat eine unterstützende Wirkung für die Intelligenz. Diese Farbe macht gute Laune.

Am Sonntag wird farblos gegessen und getrunken. Es können Algen, durchsichtige Säfte und Wasser zur Reinigung verwendet werden.

Probieren Sie es aus – es macht Spaß und bringt eine ganz neue Sicht auf die Ernährung!

Arbeit mit Steinen

Auch Edelsteine bringen nicht nur Ihrer Haut, sondern auch der Aura Stärkung und Ihnen damit ein besseres Lebensgefühl. Jeder Edelstein ist in der Lage, etwas zu bewirken. Hier eine kleine Tabelle für Sie:

Turmalin	bietet seelischen Schutz und leitet Stress aus. Für die Haut bringt er pure Entspannung. Man legt ihn einfach unter das Kopfkissen.
Selenit	löst fremde geistige Manipulationen von der Aura und führt der Haut Calcium zu. Daher sollte man ihn immer wieder in die Hand nehmen oder auch ins Wasser legen und danach das Wasser trinken.
Rauchquarz	erdet schnell und löst negative Muster aus dem Familienbereich, die in der Aura verankert sind. Zudem ist er zur Wasseraufbereitung geeignet und bringt Ihrer Haut wichtige Stoffe. Man kann mit solch einem Wasser die Haut am Morgen abwaschen. Das Wasser ist leicht aufzubereiten. Nehmen Sie einige Steine und legen Sie diese ins kalte Wasser. Lassen Sie das Wasser zwölf Stunden ziehen. Fertig.
Salz	löst negative karmische Muster und vertreibt Wesenheiten aus der Aura. Es gibt der Haut alle seine Elemente (als Bad). Sicherlich wirkt Salz wie ein Lebenselixir und ist etwas ganz Besonderes! Es ist einfach nicht möglich, ohne Salz zu leben.
Bergkristall	und andere Quarze reinigen und vergrößern Ihre Aura. Sie leiten viel Energie auch in Ihre Haut. Legen Sie einen Kristall einfach in die Nähe Ihres Bettes.
Magnetit	stärkt die Aura und stellt eine Verbindung zwischen Sauerstoff und Eisen her. Somit ist er auch sehr gut für Ihre Haut. Nehmen Sie den Stein einfach mehrmals am Tag in die Hände.

Labradorit	schützt vor Energieverlust und gibt seine Energie schnell in Ihre Aura ab. Er ist wegen seiner Elemente auch für die Haut wichtig. Ein Handschmeichler wirkt oft Wunder.
Alle Schungit-Arten	eignen sich für die Lebensenergie. Diesen Stein verwendet man auch für die Wasseraufbereitung.
Heliotrop	reinigt die Aura von Besetzungen und bietet einen seelischen Schutz. Heliotrop-Bäder verbessern auch Ihre Haut. Legen Sie dazu einige Steine ins Badewasser und lassen sie wirken.
Grüner Turmalin	schließt Löcher in der Aura und gilt ebenso als Hautstein. Mit diesen Steinen kann eine wohltuende Massage durchgeführt werden.
Gagat	schützt die Aura vor negativen Gedanken – sowohl vor den eigenen als auch vor den der anderen. Für die Haut ist der Stein sehr wohltuend aufgrund seines Kohlenstoffgehalts. Man nimmt den Stein mehrmals täglich in die Hand.
Fluorit	bietet seelischen Ausgleich, daher ist er auch für Ihre Aura wichtig. Der Stein reinigt die Aura und füllt sie auf. Er hält negative Energie von Ihrer Haut fern. Ein Anhänger aus Fluorit ist immer zu empfehlen.
Amethyst	reinigt Ihre Aura und schließt Löcher. Für die Haut ist er meistens im Wasser einsetzbar.
Bernstein	bringt den physischen Körper in Einklang. Seine Kraft wird bereits seit hunderten von Jahren eingesetzt. Er entzieht der Aura negative Energie und reinigt sie auf sanfte Weise. Der Stein wird meistens als Schmuck getragen.

Bei Hautleiden empfiehlt sich folgender Vorgang mit Steinen und Metallen. Nehmen Sie eine Tasse Leitungswasser und legen Sie ein Silberstück hinein. Geben Sie dazu einige der Edelsteine, die oben beschrieben sind. Entscheiden Sie sich für zwei oder drei. Sprechen Sie: »Das Wasser heilt und löst das Leiden. Die Haut wird glatt und strahlend. Der Prozess läuft. Amen«. Waschen Sie damit Ihre Haut ab.

Haben Sie schon Menschen mit Ekzemen erlebt oder hatten Sie einmal selbst Ekzeme? Auch hier werden Edelsteine zu Hilfe genommen. Kochen Sie zwei Eier und nehmen die Eigelbe heraus. Fixieren Sie jedes Eigelb auf eine gewöhnliche Gabel und schmoren Sie es über einer Kerzenflamme für ungefähr zehn Minuten. Sammeln Sie die austretende Flüssigkeit (Salbe) und geben eine Messerspitze Salz oder Bernsteinpulver dazu. Diese Salbe kann nun als Umschlag auf die betroffene Hautstelle aufgelegt werden.

Eine andere alte russische Salbenrezeptur gegen Ekzeme zur äußerlichen Anwendung könnte auch Ihnen eine Hilfe sein. Sie brauchen zwei Handvoll Birkenblätter und fünfzig Gramm Butter. Schichten Sie alles in einen Topf und stellen diesen in den Ofen. Lassen Sie das Ganze zwei Stunden im Ofen bei 180°C ziehen, danach zwei Stunden draußen stehen lassen. Dann wieder zwei Stunden im Ofen ziehen lassen und anschließend abkühlen. Füllen Sie diese Salbe in Gläser ab, und fügen jedem Glas ein Stückchen Rosenquarz zu. Machen Sie die Gläser zu. Die Salbe bitte im Kühlschrank aufbewahren.

Edelsteine, die Ihre Aura-Hülle unterstützen, gibt es mehrere. Sie sind beliebt wegen ihrer Farben und Fähigkeiten und werden seit tausenden von Jahren auch für die Heilung eingesetzt. Alchemisten verwendeten sie in ihren Ritualen, Magier für mehr Mut und Macht, Eltern für den Schutz der Kinder. Die Heilfähigkeit der Steine ist mittlerweile durch die Wissenschaft bewiesen. Sie wirken in erster Linie durch ihre Minerale – aber nicht nur! Auch die Seele des Steines ist eine Frequenz, die Heilung bringen kann.

Menschen nehmen ihre Welt durch die Augen wahr. Die Netzhaut empfängt Informationen und sendet diese ins Gehirn zum Dekodieren. Das wahrgenommene Licht (Wellen) wird in Energie umgewandelt, die alle Organe nährt. Die größte Rolle bei dieser Umwandlung spielt die Zirbeldrüse. Diese ist an das indokrine System angeschlossen. Durch die Produktion von Melatonin reguliert diese Drüse die Lebenszyklen. Durch Serotonin, einen anderen Stoff, der ebenso ausgeschüttet wird, sind Menschen in der Lage hellzufühlen.

Jedes Licht hat zudem seine Spektren (zwischen ultraviolett bis infrarot). Durch Edelsteine werden nicht nur wahrgenommene Wellen und die Farben verändert, sondern auch die Energie, welche durch die Lichtwelle übertragen wird. Alle Steine besitzen außer ihrer Seele und ihrer Fähigkeit, Energie zu verändern, auch einen Geist, so wie alles auf dieser Welt. In den Steinen lebt das Leben – das für Menschen unsichtbare Leben. Diese Kraft kann auf den Menschen beziehungsweise auf die menschliche Aura übertragen werden. So können alle durchsichtigen Steine auf die Augen und alle undurchsichtigen Steine auf die kranken Stellen aufgelegt werden. Edelsteine, die sich auf der Haut befinden, übertragen ihre Wirkung rasch auf den Körper. Edelsteine, die in Gold oder Silber als Ring oder Ohrring getragen werden, wirken schwächer. Hier noch ein paar weitere hilfreiche Steine:

Chrysolith	bringt Ihnen eine »Antistress-Energie« und fährt Sie herunter. Er wird bei psychischen Leiden empfohlen.
Achat	macht Sie potent, schützt den Organismus vor negativen Energien und verjüngt Ihren Körper. Man sollte eine Achatscheibe immer wieder in die Hand nehmen und durch sie hindurchschauen. So nehmen Ihre Augen kostbare Lebensenergie auf.
Zirkon	verbessert das Gedächtnis und wirkt auf Ihren Kopf. Es ist zu empfehlen, einen Zirkon unter dem Bett zu platzieren.
Bergkristall	wirkt gegen Schmerzen. Man kann ihn im Schlafzimmer aufbewahren.
Rauchquarz	hilft gegen Süchte und ist für jeden Raucher zu empfehlen. Das Rauchen schwächt gewöhnlich die Aura, daher ist es wichtig, diese immer wieder zu pflegen – der Rauchquarz ist dafür ein unterstützendes Werkzeug.
Chrysopras	wirkt gut im Bereich der Augen und lindert Augenschmerzen – legen Sie sich hin, schließen die Augen und legen Sie den Chrysopras abwechselnd auf jedes Lid, so werden die Schmerzen gelindert und gleichzeitig die Augen entspannt und gekühlt.

Zur Verstärkung Ihrer Chakras empfehlen wir folgende Kombinationen aus Edelsteinen und Metallen zum Auflegen auf die Chakra-Bereiche:

1. Chakra:	Fluorit + Gold
2. Chakra:	Karneol + Kupfer
3. Chakra:	Bernstein + Silber
4. Chakra:	Jade + Kupfer
5. Chakra:	Türkis + Bronze
6. Chakra:	Lapislazuli + Aluminium
7. Chakra:	Amethyst + Messing

Diese Steine und Metalle können jeweils in einen Beutel gelegt und in der (Hosen-) Tasche mitgetragen werden.

Zum Schluss möchten wir Ihnen noch einen besonderen Stein vorstellen – den **Lavendelquarz**. Er verfügt über eine enorme Heilkraft und ist, als Kette getragen, in der Lage, Ihre gesamte Aura auszugleichen. Wer an einer schweren Krankheit leidet, sollte sich diesen Stein zulegen. Er vermag es, allen Bereichen des Körpers neue Lebensenergie zu geben. Er löst Verspannungen und lindert Schmerzen. Vor allem aber klärt er Ihre Gedanken und verhilft Ihnen zu einem besseren Verständnis gegenüber fremden Dingen und einem Zugang zu Ihrer eigenen Intuition. Der Stein wirkt am stärksten in Kombination mit Bergkristall, Aventurin und Smaragd.

Arbeit mit Salz

Im Mittelalter galt Salz als Heilmittel, sowohl äußerlich als auch innerlich. Salz spielte immer schon eine große Rolle: Für die Genesung der Haut und der Aura ist Salz sehr wichtig! Auch in der Medizin wurde Salz schon immer eingesetzt: Die innere Einnahme half schon unseren Ahnen gegen Schwächeanfälle. Äußerlich wurde es gegen Juckreiz, Geschwüre und Ausschläge verwendet.

Salzwasser-Fußbäder wurden gegen Kopfschmerzen und Impotenz empfohlen, was selbstverständlich auch heute noch hilft, nur wird das oft vergessen. Am besten wirkt das nicht raffinierte Salz, das sogenannte Steinsalz. In ihm sind Calcium, Kalium, Magnesium, Eisen, Mangan, Jod, Zink, Chrom, Kupfer und Selen noch nicht abgespalten – diese Elemente sind für Ihren Körper lebenswichtig!

Salzbäder kennt heute jeder. Salzwasser dient der Regulierung von Aura und Haut gleichermaßen. Einreibungen mit Salz oder mit Salzsole für die Füße neutralisieren Stress.

Bei **Zahnproblemen** empfiehlt sich folgende Rezeptur: Man mischt eins zu eins feines Salz und Kohle und massiert damit täglich das Zahnfleisch. Schon die alten Griechen nahmen ein Stückchen Meeressalz nach dem Essen in den Mund und saugten daran. Das fördert die Verdauung. Gegen Karies hilft Wasser mit Salz als Zahnwasser.

Auch bei **Haarausfall** kann Salz helfen. Es empfiehlt sich folgender Vorgang: Reiben Sie nach der Dusche fünfzehn Minuten lang feines Salz in die Kopfhaut ein. Danach waschen Sie die Haare noch einmal ab.

Bei **Knochenschmerzen** hilft Salz ebenso schnell. Mischen Sie dazu zwei Esslöffel Salz mit fünfzig Milliliter Honig und geben etwas Wodka dazu. Hiermit können nun die Schmerzstellen massiert werden.

Warme Salzbäder beruhigen Ihre Psyche. Geben Sie fünfhundert Gramm Salz in die Badewanne und genießen das Vollbad. Ein zwanzigminütiges Salzbad macht auch Ihre Aura heil. Bereiten Sie das Bad und geben Salz hinein. Sie können auch etwas Lavendel und fünfzig Milliliter Olivenöl dazugeben. Genießen Sie die Wärme. Es empfiehlt sich davon ein Bad pro Woche.

Bei **Kopfschmerzen** verschaffen spezielle Kompressen mit Salz und Weinessig Linderung. Diese werden auf die Schläfen gegeben. Nehmen Sie einen Esslöffel Salz und zwei Esslöffel fünfprozentigen Weinessig. Vermischen Sie beide Zutaten und legen Sie diese auf zwei Wattepads. Ein paar Minuten lang auf die Schläfen gehalten – und die Kopfschmerzen werden gelindert. Solche Kompressen helfen auch bei Stürzen und Gelenkschmerzen.

Eine **Gesichtsmaske** mit Salz ist eine Wohltat für die Haut. Diese Maske regt die Durchblutung der Haut an. Mischen Sie einen Esslöffel fein gemahlenes Salz mit einem Teelöffel Olivenöl zusammen. Reiben Sie Gesicht und Hals in sanften, kreisenden Bewegungen von unten nach oben, dann von außen nach innen ein. Nach ungefähr fünf Minuten der Anwendung waschen Sie Gesicht und Hals mit lauwarmem Wasser ab. Die Durchblutung der Haut wird stark angeregt und die Schüppchen entfernt. Nach dieser Maske sollte das Gesicht mit einer Creme einmassiert werden.

Wie Sie sehen, kann Salz – den ganzen Körper umfassend – Wunder wirken. Es ist auch ein sehr gutes Mittel zur Hautreinigung und zum Entgiften. Reiben Sie den Körper mit etwas Salz und Honig im Verhältnis eins zu eins ein, und lassen Sie es fünf Minuten wirken. Gehen Sie dann in die Sauna oder nehmen Sie eine heiße Dusche. Nach zehn Minuten können Sie sich eincremen. Das Einreiben des Körpers mit Salz beseitigt negative Energien und verleiht Reinheit im Geist. Sollten Sie keine Möglichkeit für große Anwendungen haben oder keine Zeit, um Ganzkörper-Einreibungen durchzuführen, können Sie diese auf kleine Hände- sowie Fußsohlen-Einreibungen beschränken.

Auch eine **Ganzkörperpackung** kann mit Salz gemacht werden. Nehmen Sie einen Becher Sahne und geben drei Esslöffel feines Kristallsalz dazu. Mischen Sie alles zusammen und reiben Ihren Körper damit ein. Lassen Sie diese Ganzkörperpackung fünf Minuten einwirken und duschen sich danach ab.

Arbeit mit Kräutern und Pflanzen

Auch Kräuter können Ihnen helfen, Aura und Haut zu regenerieren und zu stärken. Wir beide arbeiten sozusagen seit Kindesbeinen an mit Kräutern – im Osten gehören Kräuter in jede Hausapotheke, und die Kinder erfahren schon von klein auf die vielfältigen Wirkungen der Kräutlein. Einige stark und schnell wirksame Kräuter haben wir für dieses Buch ausgesucht – sie sind alle im deutschsprachigen Raum zu erwerben.

In der ganzen Welt gibt es mehrere Schätze, die uns schön machen können. So sind japanische Frauen für ihre gesunde und glatte Haut, Russinnen für ihre glänzenden und kräftigen

Haare bekannt. Es gibt Rezepte der Natur, aber der Mensch muss sie auch kennen und anwenden. Man sagt nicht umsonst: »Bis zum dreißigsten Lebensjahr macht uns die Natur schön, danach wir selbst.«

Jiaogulan ist ein Heilkraut aus China mit Ginseng-Wirkung! Ein Aufguss aus seinen Blättern wird seit Jahrhunderten in Südchina verwendet und gilt als ein belebender, verjüngender Tee. Der Name heißt so viel wie »Unsterblichkeitskraut«. In der Provinz Guizhou wird der überdurchschnittliche Anteil an über 100-jährigen auf den dort verbreiteten Jiaogulan-Tee zurückgeführt. In Japan heißt die Pflanze »Amachazuru«. Dort wurden 1976 rein zufällig bei der wissenschaftlichen Untersuchung in Jiaogulan die Ginsenoside entdeckt. Diese sind auch in Ginseng enthalten. Jiaogulan enthält sogar noch eine eigene Klasse von Saponinen, die sogenannten Gypenoside, die hauptsächlich für die wohltuende Wirkung verantwortlich sind. Die Pflanze wächst in guter Erde schnell, und man kann schon nach wenigen Wochen (auch in Europa) ernten. Der Tee aus den Blättern ist wohlschmeckend. Diesen können Sie in Ihrer Apotheke erwerben. Wenn Sie sich aber für eine lebende Pflanze entscheiden, empfehlen wir, direkt die frischen Blätter zu verzehren. Sie schmecken im Salat am besten. Dazu reichen fünf bis sechs Blätter täglich. Ein sofortiger Energieschub wird von den meisten verspürt, wenn sie ein paar der frischen Blätter naschen. Als echtes Adaptogen hat Jiaogulan keinerlei Nebenwirkungen. Es wird übrigens auch *Frauenginseng* genannt. Ginseng enthält nur zwanzig Saponine und Jiaogulan über achtzig – natürliche organische Verbindungen, die rasche und starke Wirkung zeigen.

Die folgenden Wirkungen sind bereits nachgewiesen:

1. Die Gypenoside verhindern stressbedingte Krankheiten.
2. Es wurde eine Anregung des hochwirksamen körpereigenen Enzyms Superoxiddismutase (SOD) nachgewiesen.
3. Jiaogulan verbessert die Pumpleistung des Herzens und damit auch die allgemeine Durchblutung.
4. Blutdruck: Zu hoch oder zu niedrig – der Blutdruck wird in den normalen Bereich gebracht.
5. Zu viel Cholesterin: Jiaogulan senkt den LDL-Spiegel und auch die Triglyceride. Deshalb zeigt sich auch eine gewichtsreduzierende Wirkung bei Übergewicht.
6. Schlaganfall und Herzinfarkt: Jiaogulan verhindert die Verklumpung der Blutplättchen, also die Gefahr, dass lebensbedrohliche Blutgerinnsel entstehen. Das Kraut ist wirksam auch präventiv gegen Thrombosen.
7. Immunsystem: Durch die Einnahme von diesem Kraut wird die Tätigkeit der Lymphozyten gestärkt.
8. Die Bildung weißer Blutkörperchen wird unterstützt. Somit ist Jiaogulan mehr als nützlich zur Rekonvaleszenz nach einer Chemotherapie oder radiologischen Behandlung.
9. Jiaogulan senkt Blutzucker und Blutfette.
10. Krebshemmend: Ginsenosid Rh2 ist ein im Ginseng (Panax Ginseng) in einer Menge von 0,001% vorkommendes, besonders tumorhemmendes Glykosid. Jiaogulan enthält dieses Glykosid in größerer Konzentration.
11. Die Gesamtheit der Wirkungen bewirkt eine bessere Stressverträglichkeit des Organismus.
12. Stoffwechselfördernd: Durch das Zusammenspiel von besserer Kapillardurchblutung, Verbesserung des Blutbildes und anderen Faktoren erklärt sich die stoffwechselanregende Wirkung.

Jiaogulan wirkt auch bei Tieren!

Einige Pflanzen sind in der Lage, Ihre Haut und Aura zu regenerieren:

Kakteen reinigen die Aura von Mensch und Raum. So können Sie einen Kaktus in Ihre Wohnung platzieren. Die Pflanze fängt negative Energien ab.

Eine lebende **Rose** schützt ebenso vor Übergriffen jeglicher Art. Sie gilt als ein machtvolles Schutzsymbol. Um die Aura zu schützen, kann man eine echte Rose im Topf zu Hause aufstellen oder sich die Rose gedanklich am Rand der Aura vorstellen.

Auch **Zimt** ist sehr heilend für Ihre Haut und Aura. Zimt wurde bereits vor 4500 Jahren von den Chinesen als Gewürz und Heilmittel verwendet. Er hat durch seine ätherischen Öle eine antibakterielle, desinfizierende und entzündungshemmende Wirkung. Es gibt einige Rezepte mit Zimt und Honig. Honig wurde schon in der Steinzeit als Nahrungsmittel geschätzt. Lange vor unserer Zeitrechnung kannten die Sumerer, Ägypter, Slawen und Chinesen die Heilkräfte des Honigs. Nehmen Sie Honig und Zimt zu gleichen Teilen, mischen sie zusammen und tragen sie beide auf die betroffenen kranken Stellen der Haut auf. Diese Mischung kuriert Ekzeme, Flechten und alle Arten von Hautinfektionen.

Aus **Honig und Zimt** zubereiteter Tee, regelmäßig angewendet, hemmt sogar die Auswirkungen des Alterns. Bringen Sie einen Esslöffel Zimt mit drei Tassen Wasser zusammen zum Sieden. Lassen Sie die Mischung etwas abkühlen und geben vier Esslöffel Honig dazu. Trinken Sie eine kleine Tasse davon drei Mal am Tag. Das hält die Haut frisch und geschmeidig und hemmt den Alterungsprozess.

Jüngste Forschungen in Japan und Australien haben gezeigt, dass Magen- und Knochenkrebs im fortgeschrittenen Stadium erfolgreich kuriert werden konnten. Patienten, die unter dieser Variante der Krankheit litten, sollten einen Monat lang täglich dreimal einen Esslöffel Honig mit einem Teelöffel Zimt zu sich nehmen.

Pflanzenenergie ist in der Lage, Ihre körpereigene Energie zu verändern. Ein echter grüner Talisman ist die **Eichel des Eichenbaumes**. Frucht und Rinde dieses Baumes verstärken die körperliche Kraft, bringen Glück und reinigen Ihre Aura. Menschen, die ständig eine Eichel in der Hosentasche tragen, sollen länger leben und aktiv bleiben.

Auch **Iris** versprechen Langlebigkeit. Platzieren Sie getrocknete Irisblüten in Ihrem Haus in eine Vase und lassen sie wirken.

Die negative Energie von Neid und Eifersucht greift die Aura an – dagegen hilft ein **Thymianzweig**, der in der Tasche mitgetragen wird. Für die Wasserzeichen Fische, Skorpione und Krebse empfiehlt sich das Tragen einer Kleeblume als Amulett. Eine Knoblauchzehe schützt alle anderen Sternzeichen vor negativen Energien. Muskatnuss schenkt glückliche Entscheidungen, und Basilikum-Körner stärken Ihre Gesundheit. Auch Koriandersamen versprechen Schutz.

Für Kommerz und Business empfiehlt man **Pfefferminze**. Man legt sie in einen kleinen Baumwollbeutel und trägt sie am Körper als Amulett.

Lavendel bringt Sie näher zu Ihren Wünschen.

Wollen Sie Ihrer Haut etwas Gutes tun? Dann verwenden Sie **Rosenblätter**! Gießen Sie zwei Esslöffel klein geschnittene Rosenblätter mit dreihundert Millilitern Heißwasser auf und lassen diese Mischung dreißig Minuten ziehen. Befeuchten Sie damit einen Umschlag und legen ihn auf Ihr Gesicht. Lassen Sie den Umschlag fünfzehn Minuten wirken. Der Umschlag hilft gegen Falten und strafft Ihre Haut.

Man kann auch eine Rosen-Maske herstellen: Nehmen Sie fünf Rosenblüten und legen sie in dreihundert Milliliter Mineralwasser. Lassen Sie diese Mischung dreißig Minuten ziehen. Geben Sie dazu einen Esslöffel Haferflocken. Tragen Sie diese Masse für dreißig Minuten auf die Haut auf und waschen sich danach mit lauwarmem Wasser ab.

Auch das **Ackerstiefmütterchen** zeigt eine gute Wirkung für Ihre Haut! Das Kraut wirkt bei Akne, Gicht und Rheuma. Besonders zu empfehlen sind Umschläge bei Kinder-Hauterkrankungen, bei Ekzemen und Neurodermitis sowie bei Zahnfleischentzündungen.

Veilchen sind für die Haut und Aura ebenso gut. Schon in Griechenland war diese Pflanze bekannt. Veilchen werden als Tee verwendet. Nehmen Sie einen Esslöffel getrocknetes Kraut und übergießen diese Menge mit zweihundertfünfzig Millilitern heißem Wasser. Lassen Sie den Tee fünfundzwanzig Minuten ziehen. Danach können Sie den Tee abseihen. Der Tee wird auf die betroffenen Hautstellen aufgetragen oder mit einem durchtränkten Tuch als Kompresse angewendet.

Alant oder auch »Helenium« kommt vom Griechischen »Helios« und bedeutet die Sonne. Da die Sonne gut für die Haut sein soll, werden auch Salben mit Alant hergestellt, um Ekzeme und Hautirritationen zu behandeln. Alant gilt als Schutzmittel. Diese Pflanze wird getrocknet als Amulett gegen Behexung am Leib getragen. Eine Salbe für die Haut ist auch sehr einfach herzustellen. Nehmen Sie fünfzig Gramm Butter oder Vaseline und geben zwanzig Gramm zermahlene Alantwurzel dazu. Lassen Sie die Salbe ziehen. Nach drei Tagen ist sie fertig.

Eine weitere sehr wirksame Pflanze für Ihre Haut ist **Aloe**. Aloe vera wird vorzugsweise zur inneren und äußeren Anwendung in der Kosmetik eingesetzt. Es gibt über dreihundert Aloe-Arten – ihre Heilkraft ist seit mehr als dreitausend Jahren bekannt. Die bekannteste Art ist die Aloe vera Barbadensis Miller.

Der Aloe-Saft hilft gegen Pickel und unreine Haut; auch bei Wunden oder Verbrennungen wirkt Aloe sehr schnell. Tupfen Sie die Wunde mit dem Saft ab und machen Sie damit eine Kompresse. Die Ergebnisse sind wunderbar. Man nimmt immer die unteren Blätter der Pflanze, schneidet diese klein und presst den Saft aus. Manche schneiden das Blatt quer auf und legen es direkt auf die Wunde.

Auch eine haltbare Salbe kann hergestellt werden. Diese sollte im Kühlschrank aufbewahrt werden. Nehmen Sie fünfzig Gramm geschnittene Aloe-Blätter und mischen diese gut mit hundert Gramm Schmalz oder Gänsefett. Lassen Sie die Salbe zehn Tage ziehen. Man verwendet die Mischung als Salbe für die Gelenke oder nimmt als Nahrungsergänzung einen Teelöffel gemischt mit zweihundert Millilitern warmer Milch zwei Mal täglich ein.

Auch die **Birke** erweist Ihrer Haut gute Dienste. Der Birkensaft ist ein Tonikum, er wirkt gegen Schmerzen und beinhaltet viele Vitalstoffe. Ein Ansatz aus Birkenknospen und Wodka (ein Esslöffel Knospen auf einem halben Liter Wodka) hilft bei äußerlicher Anwendung auf offenen Wunden, Verletzungen und Kratzwunden. Innerlich wird dieser Ansatz bei Gastritis, vermischt mit etwas Honig, empfohlen. Äußerlich ist er auch bei Haarausfall zu verwenden. Mit diesem Ansatz kann man auch eingewachsene Nägel behandeln. Man gibt ihn auf ein Stück Watte und bedeckt damit den Nagel; nach dreißig Minuten wegnehmen und den Nagel mit Olivenöl betupfen. Auch bei Fersensporn kann man Umschläge damit machen, davor ist jedoch ein Fußbad zu empfehlen, so wird die Haut weicher. Man kann dieses Bad zwei Mal täglich machen.

Borretsch wurde schon in alten Zeiten in Salaten verwendet. Er eignet sich besonders gut zur Pflege von leicht reizbarer Haut, wie bei Neurodermitis. Wir empfehlen das Kraut jedoch ausschließlich für die äußerliche Anwendung, da moderne wissenschaftliche Untersuchungen zeigen, dass eine wiederholte innerliche Einnahme des Borretschs eine Intoxikation hervorrufen kann. Für Kompressen und Wickel empfiehlt sich folgende Zubereitung: Nehmen Sie zwei Esslöffel zerkleinertes Kraut und Blüten und übergießen diese mit dreihundert Milliliter Heißwasser. Kochen Sie die Mischung fünf Minuten lang bei mäßiger Hitze. Nun können Sie einen Wickel damit machen.

Auch **Calendula** wirkt entzündungshemmend, antiseptisch und wundheilend. In der Apotheke werden Calendula-Extrakte aus den Blüten angeboten. Diese finden vielseitige Verwendung bei der Pflege von empfindlicher Haut, Abszessen, Flechten, Furunkeln, offenen Füßen, Hautausschlägen und Entzündung der Haut, Krampfadern, Wunden, sowie Nagelbettentzündungen. Solch einen Extrakt können Sie selbst zubereiten. Nehmen Sie vier Esslöffel Calendula-Blüten und setzen sie mit zweihundert Millilitern Wodka an. Lassen Sie die Tinktur zwei Wochen bei Zimmertemperatur ziehen und seihen sie ab. Diese Tinktur kann für alles Mögliche eingesetzt werden. Sie können diese z.B. auch in eine Creme geben. Für zwanzig Gramm Creme sind dreißig Tropfen Tinktur ausreichend.

Auch **Eiche** wird oft für die Hautheilung verwendet. Sie wird meistens äußerlich (als Rinde oder Blätter) eingesetzt. Sie hilft bei Infektionen in Mund und Rachen, Verbrennungen, Unterschenkelgeschwüren und verschiedenen Hauterkrankungen wie nässenden Ekzemen, Neurodermitis und Wunden. Auch bei Schweißfüßen und Hautpilz hat sich die Eiche den besten Namen als Heilmittel gemacht. Bei entzündlichen Hauterkrankungen ist die Eichenrinde unersetzlich. Diese wird abgekocht und das Wasser für Umschläge verwendet. Zur Wundheilung und bei verschiedenen Hautirritationen können Sie einen Eichenrindenauszug zubereiten. Nehmen Sie vier Esslöffel Eichenrinde und einen Liter Wasser. Kochen Sie das Wasser auf und geben die Eichenrinde dazu. Kochen Sie die Mischung zwanzig Minuten lang bei geringer Hitze und lassen Sie danach den Auszug eine Stunde abkühlen. Damit können Sie Waschungen der betroffenen Hautstellen vornehmen. Sollten Sie am gesamten Körper unter Hautirritationen leiden, können Sie diese Menge einem Bad dazugeben. Bei Schweißfüßen werden hundert Milliliter der Flüssigkeit einem Fußbad beigegeben.

Fetthenne oder **Fette Henne**, lat. Sedum maximum, kennt fast jeder. Sie gilt als Heilkraut und ist in Europa zu Hause. Mit Ihrem Saft heilt man Wunden und Hautrisse. Sie wird gegen Warzen und bei Verbrennungen eingesetzt. Aber auch innerlich ist sie ein Tonikum. Bei Rheuma kann man angedampfte Blätter auf die Schmerzstellen auflegen. Alkoholauszüge werden sogar bei TBC (Tuberkulose) verwendet. Saft und Auszüge wirken entzündungshemmend und helfen bei Parodontose als Spülung. Auch das Herz profitiert von diesem Kraut. Man presst den Saft aus der Pflanze und verdünnt ihn eins zu eins mit Wasser. Danach kurz ankochen und kühlstellen. Man nimmt drei Mal täglich einen Teelöffel vor dem Essen ein. Bei Problemen mit der Nasenschleimhaut kann man den Saft direkt in die Nase geben. Der Saft kann auch bei Knochenproblemen eingenommen werden. Bei einer Entzündung der oberflächlichen Venen, wenn man Wunden hat, kann man einen Wickel mit dem Saft machen. Innerlich ist der Saft auch bei Magengeschwüren hilfreich. Hier empfiehlt sich sowohl frischer Saft als auch ein Tee aus getrockneten Blättern. Einnahme: Ein Teelöffel täglich, vor dem Essen. Den Saft bitte immer eins zu eins mit Wasser mischen. Wenn Sie einen Tee zubereiten möchten, nehmen Sie zwei Esslöffel gehacktes Kraut mit fünfhundert Millilitern Wasser. Kochen Sie ihn zehn Minuten lang. Von diesem Tee nimmt man zwei Esslöffel drei Mal täglich vor dem Essen ein.

Die **Geranie** kennt wohl jeder. Sie ist jedoch nicht nur als Dekorationspflanze geeignet, sondern hat auch heilende Wirkung! Geranie kennt man auch als Tee gegen Rheuma oder als Umschlag gegen Arthritis oder Hauterkrankungen. Bei Schilddrüsenerkrankungen nimmt man den speziellen Tee ein. Übergießen Sie einen Teelöffel der gehackten Pflanze mit zweihundert Millilitern heißem Wasser und lassen ihn fünf Minuten ziehen. Die Einnahme liegt bei hundert Millilitern, zwei Mal täglich eine Stunde nach dem Essen.

Der Geranien-Ansatz für die Schilddrüse wird mit Wodka zubereitet. Füllen Sie ein Einmachglas mit Geranien-Blättern und geben einen halben Liter Wodka dazu. Lassen Sie den Ansatz einen Monat ziehen. Die richtige Einnahme liegt bei einem Esslöffel drei Mal täglich. Bei einem Hexenschuss legt man einige Geranienblätter direkt auf die Haut. Sie beinhalten Jod. Auch in Honig eingelegte Geranienblätter sind eine gute Nahrungsergänzung. Diese werden bei Schilddrüsenleiden zur Einnahme empfohlen. Man steckt einfach in ein Glas Honig eine Handvoll Geranienblätter und lässt sie dreißig Tage ziehen. Danach isst man den Honig löffelweise. Bei Herpes und Ekzem kann man mit dem Geraniensaft als Einreibung arbeiten. Er hilft übrigens auch gegen Ameisen: Nehmen Sie mehrere Geranien-Blätter und hacken sie klein. Legen Sie die Masse dort aus, wo Ameisen sind. Außerdem desinfiziert Geranie die Luft in den Räumen und vertreibt Motten. Sie verbessert die Aura des Hauses. Bei Kopfschmerzen gibt es auch eine Abhilfe durch Geranie. Mit dem Saft der Geranie kann man die Schläfen einreiben. Der Geranien-Tee wird auch bei Krebs empfohlen. Geranie hat Radium in sich. Man nimmt dazu pro Tasse eine Prise gehackter Blätter und gießt sie mit hundert Millilitern Heißwasser auf. Fertig!

Das nächste Kraut für die Haut ist **Kamille**. Schon Heiler der Antike entdeckten, dass die Kamillenblüten eine heilungsfördernde, antibakterielle und entzündungshemmende Wirkung besitzen. Kamillentee wird daher zur Behandlung von Entzündungen im Mund- und Rachenraum und bei Hautproblemen angewendet. Auszüge aus Kamillenblüten werden auch bei Abszessen, Gerstenkorn, Bindehautentzündung, Flechte, Furunkel, Fußpilz und Schleimhautentzündungen eingesetzt.

Bei schwarzen Nägeln (z.B. bei Diabetes) macht man in Russland ein Fußbad mit **Kratzdistelblüten** und **Blättern**. Man nimmt eine Pflanze und schneidet sie klein. Diese Masse wird in eine große Schüssel gegeben und mit heißem Wasser übergossen, etwas ziehen gelassen und danach zwanzig Minuten als Fußbad genossen. Kratzdistel hat außerdem eine antibakterielle Wirkung und reinigt das Blut. Die Pflanze tonisiert das Herz und erhöht den Blutdruck. Sie wird oft bei Hautkrebs eingesetzt, sowohl innerlich als auch äußerlich. Ein Rezept der Vorbereitung einer Essenz zur inneren Einnahme: Nehmen Sie zwei Esslöffel der Blätter und lassen sie in einem halben Liter Heißwasser ziehen. Nach drei Stunden ist die Essenz fertig. Die Einnahme liegt bei hundert bis hundertfünfzig Milliliter zwei Mal am Tag. Für Umschläge nehmen Sie drei Esslöffel Blätter und lassen diese Menge in zweihundert Millilitern Heißwasser eine halbe Stunde kochen. Verwenden Sie diesen Tee danach als Umschlag. Man kann damit auch Kompressen für die Augen machen. Zur Blutreinigung gibt es auch ein Rezept: Übergießen Sie sechs Blüten des Krauts mit einem halben Liter Heißwasser und lassen es sechs Stunden ziehen – fünf Mal täglich zwischen den Mahlzeiten zu je hundert Millilitern einnehmen. Bei Hämorrhoiden empfiehlt sich der Saft der Pflanze. Man nimmt ihn innerlich ein, und zwar einen Teelöffel drei Mal am Tag. Dazu wird eine Kompresse bzw. Wickel am After mit dem Saft gemacht.

Das **Sauerkraut** haben wir bereits erwähnt. Der frische Kohl wird auch für die Haut verwendet. Er ist nicht nur ein leckeres Gemüse, sondern auch sehr förderlich für die Gesundheit. Der Kohl wirkt bei Hautentzündungen, zu langsam heilenden Wunden und Geschwüren. Mit dem Krautsaft kann man die Handflächen und Schläfen sowie den Hals seitlich des Kopfes und hinter den Ohren einreiben. Dies bewirkt eine schnelle Entgiftung des Körpers über die Haut. Eine beliebte Methode in Russland ist das Auflegen von Sauerkrautblättern und Karottenscheiben für circa dreißig Minuten auf die Kopfhaut gegen Migräne. Diese Methode kann bei Bedarf auch bei Gelenkschmerzen verwendet werden. In Russland werden dazu jedoch auch frische Krautblätter genommen. Man legt sie bei Kopfschmerzen direkt auf die Stirn und lässt sie dreißig Minuten wirken. Die Blätter sollten saftig sein, dazu kneten Sie sie vor dem Auflegen in den Händen oder legen Sie sie kurz in heißes Wasser.

Das nächste Kraut auf der Liste ist das **Schöllkraut** – ein giftiges Kraut, das heilt! Sein Saft zaubert sogar Warzen weg, aber nicht nur! Die Wirkung des Schöllkrautes ist weit größer! Bei Schnitt- oder Bisswunden kann man mit dem Schöllkraut eine schnelle Wundheilung ermöglichen. Man nimmt einige Blätter und schneidet sie klein. Danach alles zu einem Brei zerdrücken und eine Prise Salz dazugeben, auf die Wunde auflegen und mit einem Pflaster oder einer Binde fixieren. Bei Warzen und Papillomen auf der Haut (übrigens handelt es sich bei beidem um Viren, welche zwei Drittel der Bevölkerung haben), empfiehlt sich der Saft der Pflanze – dieser wird immer wieder auf die betroffenen Stellen aufgetragen. Noch eine Rezeptur: In eine kleine Dose drei Blätter Schöllkraut, sechs Kartoffelaugen (Keime) und zwei Knospen des Lebensbaumes (Thuja), dazu dreißig Milliliter Wodka geben. Lassen Sie alles zehn Stunden stehen. Danach ist die Mixtur gebrauchsfertig, um direkt die Warzen zu befeuchten.

Die **Sonnenblume** ist auch ein echtes Wunder der Natur. Verwendet werden ihre Blüten, Kerne und Wurzeln. Das Öl wirkt heilend und wird seit hunderten von Jahren bei Arteriosklerose eingesetzt. Hier empfiehlt sich die Einnahme eines Esslöffels des Öls zwei Stunden nach dem Abendessen. Das Öl hilft außerdem bei Verbrennungen der Haut, und bei Kleinkindern wird es zur Pflege der Haut eingesetzt. Auch das sogenannte »Ölsaugen« mit Sonnenblumenöl ist heilend – so wird über die Mundschleimhaut eine Entgiftung bewirkt. Dazu zwanzig Minuten lang einen Schluck Öl immer wieder einsaugen und ausspucken – mehr muss man nicht tun.

Gegen Krampfadern hilft das Öl als Einreibung. Man nimmt einen Liter warmes Öl und gibt ein Kilo geriebenen Meerrettich dazu. Diese Mischung eine Woche ziehen lassen und danach als Kompresse verwenden. Bei Leberleiden verwendet man die Blüten der Sonnenblume als Tee, aber auch zur Herzstärkung und als Mittel gegen Grippe. Man nimmt dazu zwei Esslöffel Blüten auf einen viertel Liter Heißwasser. Der Tee sollte zwei Stunden ziehen gelassen und über den Tag verteilt eingenommen werden. Die Blüten tragen Karotin, Cholin und Betanin in sich, die auch bei Arthritis helfen. Die Wurzel der Pflanze lässt als Tee Nierensteine verschwinden. Danke dir, Sonnenblume!

Senf – auch er ist voller Heilkraft! Senf wird als Heilmittel für Haut und Aura eingesetzt. Senfsamen lassen jegliche Steine aus dem Körper verschwinden, heilen die Nieren und unterstützen die Verdauung. Man kann einige Körner nach dem Essen zerkauen, so wird der Magen stimuliert. Sie stärken den Magen und lindern bei Atemproblemen. Senfpulver mit Essig gemischt wirkt als Kompresse gegen Insektenstiche. Bei Vergiftungen nimmt man die Mischung auch ein. Bei Zahnschmerzen kann man die Körner kauen – das verspricht eine schnelle Besserung. Auch ein Fußbad mit Senfpulver ist beliebt. Dazu nimmt man zwei Esslöffel Pulver auf fünf Liter warmes Wasser und genießt das Bad. Das Bad reguliert die Fuß-Chakras und repariert Ihre Aura.

Traubenkernöl ist ein Renner bei der Gesichtspflege. Polyphenole, welche die Haut vor Umweltgiften schützen, sind in Trauben in konzentrierter Form vorhanden. Wichtig ist die Pressung der Kerne. Das Öl muss kalt gepresst werden. Nur dadurch bleiben die wertvollen Inhaltsstoffe, vor allem die ungesättigten Fettsäuren, erhalten. So bekommt das Öl seine schöne gold-grüne Farbe. Für die Gesichtspflege erreicht die Vinotherapie, dass der Alterungsprozess der Haut verlangsamt und der Stoffwechsel aktiviert wird, außerdem wird die Zellerneuerung gefördert.

Mögen Sie kein Öl auf die Haut auftragen? Dann gibt es eine Alternative: Gesichtsmaske mit **Weintrauben**. Nehmen Sie eine Handvoll kleingeschnittener Trauben, die Sie mit einer Handvoll Hafermehl oder gemahlenen Mandeln mischen. Auftragen und zwanzig Minuten einwirken lassen. Danach gründlich abspülen.

Letztendlich sollte Ihre Haut natürlich auch schön aussehen. Für den Besuch im Solarium gibt es eine Alternative: Ein Vollbad mit **Schwarztee**. Nehmen Sie vier Esslöffel Schwarztee und gießen ihn mit einem Liter Heißwasser auf. Diesen Tee in die Badewanne zum Badewasser geben. Das Bad tonisiert die Haut und macht sie strahlend und weich. Die Haut wird etwas dunkler und wirkt leicht gebräunt.

Fichten-Öl ist für Ihre Haut auch ein echtes Tonikum. Es beinhaltet viel Kraft und wird im russischen Raum seit hunderten von Jahren bei verschiedenen Leiden eingesetzt. Dieses Öl wird nur von alten, gereiften Bäumen gewonnen und trägt dadurch eine sehr starke Energie in sich. Es hilft bei stressigen Situationen, bringt Sie zum Loslassen und ist auch gut für Ihre Atmung. Dazu trägt man nur einen Tropfen auf die Hände auf, zerreibt es und atmet die Energie der Fichte ein. Dies repariert Ihre Aura in ein Paar Minuten. Auch Kneipp arbeitete mit diesem Öl. Er nahm ein Bettlaken, machte es mit lauwarmem

Wasser und etwas Fichten-Öl nass und wickelte sich mit ihm ein. Er legte sich dann für zwei Stunden ins Bett und deckte sich zu. Seiner Meinung nach bewirkt dieser Vorgang eine gute Entgiftung und tut der Haut gut. In der Naturmedizin wird Fichten-Öl oft bei Knochenleiden zur Einreibung eingesetzt. Man nimmt dafür ein paar Tropfen Fichten-Öl und macht eine sanfte Massage der Gelenke und Knochen ohne Druck. Bei Kopfschmerzen legt man ein Stück Watte mit Fichten-Öl um die Ohren. Um den Übergang bei Sterbenden zu erleichtern, trägt man Fichten-Öl auf die Hände der Person auf. Um das 3. Auge zu aktivieren, kann man einen Tropfen Fichten-Öl auf die Stirnmitte auftragen. Dieses Öl scheint ein Alleskönner zu sein!

WASSER – QUELLE DER GESUNDHEIT (Ursprung für straffe Haut)

Der menschliche Körper besteht zu 40 bis 80% aus Flüssigkeit, je nach Alter und Geschlecht. Wasser ist ein fester Bestandteil des Lebens, schon ab 0,5 % Verlust des Körperwassers setzt der Durst ein, ab 20% besteht Lebensgefahr. Wasser ist nicht nur überlebenswichtig, sondern erhöht auch den Energieumsatz und unterstützt die Funktion der Organe.

Wasser hat direkten Einfluss auf die Haut, beteiligt sich an ihrer Feuchtigkeit sowie an ihrer Reinheit – daraus resultiert eine schöne Ausstrahlung!

Unsere Empfehlung für frische, straffe Haut:

Wechseln Sie beim Duschen warmes Wasser mit Kaltem ab. Es regt den Kreislauf an, hat positiven Einfluss auf die Blutgefäße und durchblutet die Haut. Warm/Kalt zu duschen in den Wintermonaten steigert auch die Abwehrkräfte.

Warmes Wasser in einer Wärmflasche, auf den Bauch gelegt, fördert Entspannung und hilft bei Entkrampfung.
Ein Wickel aus kaltem Wasser hilft bei Entzündungen und senkt das Fieber.

Zu empfehlen sind auch Wechselfußbäder:
Sie benötigen dazu zwei Gefäße, kleine Wannen oder Eimer – den einen befüllt mit Warmwasser (ca. 38°C), den anderen mit Kaltwasser (ca. 15°C).
Stellen Sie beide Füße zunächst für fünf Minuten ins Warmwasser, dann für fünfzehn Sekunden ins Kaltwasser. Wiederholen Sie diesen Vorgang zwei bis drei Mal. Nachher ziehen Sie warme Socken an und legen sich für zehn Minuten hin.

Das Wechselfußbad unterstützt Ihr Immunsystem, beruhigt und ist schlaffördernd.
Sie können anstatt Ihrer Füße auch Ihre Hände baden.

Genügend Wasser zu trinken, ist wichtig für die Haut, das sagen außer Wissenschaftlern auch viele Topmodels. Wenn dem Körper Wasser fehlt, reduziert sich das Wasserdepot in den Hautzellen. Die Haut wird dann trocken und matt. Schon zehn Minuten nach dem Trinken wird die Haut besser durchblutet und mit Sauerstoff versorgt.

Trinken Sie genügend stilles Wasser – Sie können sozusagen an Ihrer Haut ablesen, wie viel sie benötigen. Die empfohlene Menge liegt bei ungefähr eineinhalb Liter pro Tag. Falls Sie Verkrampfungen im Bauch-Bereich empfinden, die mit Stress zusammenhängen, trinken Sie warmes (abgekochtes) Wasser – es beruhigt und reinigt zugleich.

Falls Sie sich oft in Räumlichkeiten mit trockener Luft aufhalten (was vor allem im Winter durch die Heizung oder bei längeren Reisen im Flugzeug der Fall ist) stellen Sie sich ein Gesichtswasserspray her:

Befüllen Sie eine kleine Flasche mit Zerstäuber mit klarem stillen Wasser, dazu zwei bis drei Tropfen Zitrone oder die Crab Apple (Holzapfel) Essenz der Bach-Blüten. Dieses Spray geben Sie immer direkt auf Ihr Gesicht – mit einem oder zwei Pumpstößen erhöht sich der Feuchtigkeitsgehalt der Haut. Ihre gesunde Ausstrahlung wird trotz der trockenen Luft nicht nachlassen!

Wenn Sie sich müde fühlen und den Eindruck haben, alles sei zu viel und Ihr Gesicht sei mehr durch Fältchen als durch Freudenstrahlen gekennzeichnet, legen Sie kurz Ihre Hände unter fließendes Kaltwasser. Falls es Ihnen möglich ist, auch

Ihre Füße. Durch das kalte Wasser auf der Haut an den Handgelenken oder an den Fußsohlen nimmt Ihr Körper wieder Kraft auf. Ihre Gedanken werden klar, und Sie können Ihre Probleme anders sehen und lösen.

Wenn Sie Gelegenheit haben, am Wasser zu sein, an einem Bächlein, einem Fluss, am See oder am Meer, dann nehmen Sie sich kurz Zeit, setzen Sie sich ans Ufer und beobachten Sie das Wasser, denn es kann Ihnen Ihre Gedanken spiegeln. Das Wasser nimmt Ihnen auch Stress und Spannung ab – und Sie können loslassen. Ihre Haut wird Ihnen auch dankbar sein, denn nach einer kurzen Weile wird Ihr Gesicht glatter und Ihre Aura strahlender werden.

Ernährung

Nahrungsmittel, die Ihre Haut zum Strahlen bringen

Wollen Sie Ihre Haut jünger, strahlender und gesünder aussehen lassen? Denken Sie stets daran: Die dermale Gesundheit wirkt sich unmittelbar auf die Aura aus! In diesem Kapitel unterbreiten wir Ihnen eine Palette an Nahrungsmitteln, die eine positive Wirkung auf die Haut haben. Die menschliche Haut erneuert sich etwa im vierwöchigen Takt. Während sich die meisten Körperzellen nach abgeschlossener Entwicklung nicht mehr teilen, besitzen die Zellen der Haut diese Fähigkeit ein Leben lang. Dafür sind einige Nahrungsmittel essenziell.

Brokkoli	Brokkoli gilt als Radikalfänger, hilft bei der Vernetzung von Kollagen und verbessert die Hautqualität. Verwenden Sie Brokkoli nach Möglichkeit mindestens einmal wöchentlich in Ihrer Küche.
Grüner Tee	Die Polyphenole im grünen Tee schützen vor sonnenbedingten Hautschäden. Der Tee bietet einen guten Antifaltenschutz. Neben Vitamin C besitzt er die Spurenelemente Zink, Kalzium, Phosphor, Magnesium und Eisen. Drücken Sie den Teebeutel gut aus, während Sie ihn aus der Tasse entfernen. Der dabei entstehende Sud ist reich an hautstraffenden Flavonoiden. Sowohl die innerliche als auch die äußerliche Anwendung des grünen Tees – beides ist äußerst gesundheitsfördernd!
Heidelbeeren	Die Heilkraft der Heidelbeeren ist schon seit der Antike dokumentiert. Mit ihrer Unzahl an Vitaminen, Mineralstoffen sowie Flavonoiden ist sie ein sehr effizienter Radikalfänger. Dabei gilt, je frischer desto mehr Nährstoffe bleiben erhalten – Saison ist von Juli bis ungefähr Anfang September.
Tomaten	Hunderte wertvoller Inhaltsstoffe machen die Tomate zur «Anti-Aging-Bombe». Darunter sind B-Vitamine, die Vitamine C und E, Tyrosin, Folsäure, Karotin und Lycopin. Wer viel von diesem Stoff zu sich nimmt – der übrigens auch in Melonen und Marillen enthalten ist – kann sich länger über gesunde, glatte und strahlende Haut freuen.
Sonnenblumenkerne	Vollgepackt mit Vitamin E, können die kleinen Wunderkerne Ihre Haut aufpolstern und die obere Hautschicht vor Sonneneinflüssen schützen. Täglich eine Handvoll reicht aus. Der hohe Gehalt an essenziellen Fettsäuren ist zudem ein effektiver Feuchtigkeitsspender.
Walnüsse	Walnüsse schützen durch die ideale Kombination aus Kalzium, Kalium, Magnesium, Zink, Eisen sowie durch das zellschützende Vitamin E. Besonders wichtig ist die Pantothensäure, sie sorgt für glatte Haut.

Pumpernickel	Das dunkle Brot ist ein wenig in Vergessenheit geraten. Dabei ist es äußerst gesund. Aus Sauerteig hergestellt und das volle Korn schonend behandelt – so ist das Pumpernickel besonders verträglich. Viele B-Vitamine, wichtige Mineralien sowie Kalium, Magnesium, Eisen und Selen unterstützen die Schönheit der Haut und Ausstrahlung.
Dinkel	Der hohe Anteil an Kieselsäure im Dinkel ist gut für Haut und Haare. Außerdem hat dieses Getreide mehr Vitamine und Mineralstoffe als Weizen.
Kiwi	Ein Mangel an Vitamin C beeinträchtigt die Wundheilung der Haut. Eine einzige Kiwi deckt den Tagesbedarf an Vitamin C. Kiwis können also die Heilung der Haut unterstützen!
Buttermilch	Milch und Milchprodukte sind – stets in Maßen getrunken – durch die darin enthaltenen B-Vitamine gut für die Haut. Buttermilch ist dabei besonders fettarm. Auch äußerlich angewendet, hat Buttermilch einen positiven Effekt auf die Haut: Ein Buttermilchbad wirkt beruhigend und glättend. Dafür einen Liter Buttermilch ins Badewasser geben und genießen.
Süßkartoffeln	Süßkartoffeln zählen zu den gesündesten Lebensmitteln der Welt. Dank ihres hohen Anteils an Vitamin C halten sie die Haut jung und glänzend. Allein der Verzehr einer halben Süßkartoffel am Tag vermindert die Faltenbildung langfristig um elf Prozent!
Leinsamen	Dank ihrer wichtigen Proteine, Ballaststoffe und Omega 3-Fettsäuren tragen Leinsamen dazu bei, unschöne Hautunreinheiten zu beseitigen. So haben Forscher herausgefunden, dass eine halbe Tasse Leinsamentee am Tag ausreicht, um der Haut mehr Feuchtigkeit zu verleihen.

5

Heilende Masken

Omas Rezepte

Die Gesichtshaut ist sozusagen Ihre Visitenkarte. Eine schöne, gesunde Gesichtshaut ist heutzutage jedoch eine Seltenheit, vor allem aufgrund schädlicher Umwelteinflüsse, synthetischer Duft- und Konservierungsstoffe in Make-up und Puder sowie fettreicher und nährstoffarmer Ernährung. Eine gesunde und strahlende Gesichtshaut kann man jedoch mühelos erreichen durch ein wenig Pflege und Achtsamkeit. An dieser Stelle möchten wir Ihnen einige einfache Rezepte für Ihre Haut unterbreiten. Sogar Prominente besinnen sich immer wieder auf Omas traditionsreiche Rezepte.

Verjüngung

Vermischen Sie einen Teelöffel Honig, zwei Esslöffel Weizenmehl sowie ein geschlagenes Eiweiß und legen diese Masse auf Ihre Gesichtshaut. Nach zehnminütiger Einwirkungszeit spülen Sie Ihr Gesicht mit lauwarmem Wasser ab. Diese Maske empfiehlt sich ein Mal in der Woche.

Entfernung von Pigmentflecken

Nehmen Sie hundert Milliliter Milch und geben Sie dreißig Milliliter medizinischen Spiritus dazu. Massieren Sie die Haut mit dieser Flüssigkeit vor dem Schlafengehen. Danach bitte nicht abwaschen – die Wirkung entfaltet sich am besten während der Nachtruhe.

Gegen trockene Haut

Zerdrücken Sie das Fruchtfleisch einer unbehandelten Banane und verteilen Sie diesen Brei auf der Gesichtshaut. Schon nach fünfzehnminütiger Wirkzeit ist Ihre Haut geschmeidiger und weicher – versprochen!

Für eine hellere Hautfarbe

Die traditionellen Rezepte sind meist die besten. So ist seit »Großmutters Zeiten« bekannt, dass Karottensaft Pigmentflecken und Sommersprossen entfernt. Dafür macht man hiermit täglich Waschungen. Pressen Sie einfach einige unbehandelte Karotten zu einem Saft und befeuchten damit Ihre Haut. Auch Gurken können zu einem Saft verarbeitet und in die Gesichtshaut einmassiert werden. Diese Gesichtsbehandlung bewirkt eine Aufhellung der Haut – ebenso kann Petersiliensaft wahre kleine Wunder bewirken!

Aus den Händen von Vadims geliebter Großmutter stammt ein besonders reichhaltiges Schönheitsrezept für eine Gesichtsmaske: Zwanzig Milliliter Kakaoöl, zwanzig Gramm Bienenwachs, hundert Milliliter Aprikosenöl, einen Teelöffel Honig und einen Esslöffel Rizinusöl auf einem Dampfbad schmelzen lassen und nach fünf Minuten zum Abkühlen zur Seite stellen. Wenn die Masse abgekühlt ist, geben Sie zwei Eigelb und eine geriebene unbehandelte Zitrone (mit Schale) hinein. Die

Maske wird für zwanzig Minuten auf die Haut aufgetragen. Sie kann im Kühlschrank drei Tage frisch gehalten werden, danach bitte nicht mehr verwenden.

Für Ihre Hände

Auch Ihre Hände bedürfen der Pflege. Ein Peeling reinigt die Haut und fördert die Durchblutung. Nehmen Sie dafür drei bis vier Tropfen Öl (Olivenöl, Aprikosen- oder Jojobaöl), einen halben Teelöffel Zucker sowie etwas neutrale Flüssigseife. Reiben Sie damit Ihre Hände ein; anschließend sollten die Hände abgewaschen werden.

Teemasken

Immer mehr Prominente verraten Ihr Rezept für die Schönheit, dabei ist es längst kein Geheimnis mehr, dass grüner Tee einen sehr positiven Effekt auf die Haut ausübt! Wir möchten Ihnen ein paar Anwendungen unterbreiten, die wir selbst seit Jahren machen. Um die Haut zu verjüngen, empfiehlt sich eine Grüntee-Maske. Sie benötigen einen Teelöffel grünen Tee. Begießen Sie ihn mit hundert Millilitern Heißwasser und lassen ihn fünf Minuten ziehen. Nehmen Sie die Blätter heraus, zerkleinern Sie diese mit einem Messer und geben einen Teelöffel Schmand oder Sauerrahm dazu. Verteilen Sie diese Masse auf Ihrer Gesichtshaut und lassen sie fünfzehn Minuten einwirken. Danach waschen Sie das Gesicht mit lauwarmem Wasser ab.

Bei fettiger Haut können Sie folgendes Rezept verwenden: Schlagen Sie ein Eiweiß schaumig. Geben Sie dazu zwei Esslöffel aufgebrühte Teeblätter und einen Teelöffel Zitronensaft. Am Schluss fügen Sie noch einen Teelöffel Hafermehl hinzu. Verteilen Sie diese Masse auf Ihrer Gesichtshaut und lassen sie fünfzehn Minuten lang wirken. Danach mit lauwarmem Wasser abwaschen.

Bei trockener Haut ist eine andere Rezeptur zu empfehlen: Nehmen Sie ein Eiweiß und schlagen es. Geben Sie dazu zwei Esslöffel aufgebrühte Teeblätter und einen Esslöffel Mayonnaise. Verteilen Sie diese Masse auf Ihrer Gesichtshaut und lassen sie fünfzehn Minuten einwirken. Danach mit lauwarmem Wasser abwaschen.

Für jede Haut passt diese Maske: Nehmen Sie einen Teelöffel grünen Tee und begießen ihn mit Heißwasser. Lassen Sie den Tee fünf Minuten ziehen. Nehmen Sie die Blätter heraus, zerkleinern sie und geben etwas Tee dazu. Ergänzen Sie noch zwei Teelöffel Milch und zwei Esslöffel Hafermehl. Diese Masse kann nun auf die Gesichtshaut aufgetragen werden – bitte fünfzehn Minuten wirken lassen!

Eine Maske mit der Kraft der Meeresalge

Spirulina – diese dunkelgrüne Meeresalge zählt nicht nur zu den sogenannten Superfood-Nahrungsmitteln mit einem extrem hohen Nährstoffgehalt wie Vitamin B12 und ist deshalb so wertvoll für Veganer, sondern ist (gerade deshalb) für Masken sehr gut geeignet. Man nimmt einen Teelöffel Spirulina-Pulver und gießt diese Menge mit Heißwasser auf. Nach einer halben Stunde ist die Maske fertig zum Auftragen. Auf der Gesichtshaut verteilen und fünfzehn Minuten einwirken lassen, danach abwaschen. Einfrieren und nachher mit den Eiswürfeln eine Gesichtsmassage machen – diese Art der Behandlung erfrischt nicht nur an heißen Sommertagen, sondern fördert zudem die Durchblutung unabhängig von den Außentemperaturen!

Gegen Pickel und Sommersprossen werden **Quitten** zu einem Brei gerieben, der Saft abgeseiht und zur Gesichtsmassage oder zum sporadischen Betupfen verwendet.

Aus Quitten kann auch eine Maske hergestellt werden. Mischen Sie dazu einen Teelöffel Quittensaft, einen Esslöffel Honig und ein Eigelb – verteilen Sie diese Masse auf Ihrer Gesichtshaut. Bitte zwanzig Minuten einwirken lassen, danach das Gesicht mit lauwarmem Wasser abwaschen.

Kaffeemasken

Kaffee wird in vielen Haushalten täglich getrunken. Der Kaffeesatz bleibt zumeist ohne Nutzen, dabei hat er heilende Wirkung! Kaffeesatz in einer Gesichtsmaske verarbeitet, ist noch dazu eine ökologische Möglichkeit zur Hautpflege. Viele Weltkonzerne haben bereits den Kaffee zur Hautpflege entdeckt, einige sagen sogar, schon der Kaffeeduft wirke unterstützend beim Abnehmen – diskutiert wird sehr viel über den allseits beliebten Muntermacher, weil er ein sehr breites Wirkspektrum hat. Wir möchten hier die Wirkung auf die Haut herausheben: Die im Kaffee enthaltenen Antioxidantien, Mineralstoffe, Kalium sowie Phosphor nähren die Haut und wirken verjüngend. Ob man ein Peeling oder Masken daraus macht – der Kaffee tut einfach gut! Hier ein paar kostbare Rezepte:

Peeling

Ein Peeling pro Woche ist eine vollkommene Wohltat für die Gesichtshaut. Dabei werden abgestorbene Hautpartikel entfernt und die Poren gereinigt. Auch Hautfarbe und Durchblutung verbessern sich. Dazu nimmt man zwei Teelöffel fein geriebenen Kaffeesatz und gibt hundert Milliliter Heißwasser hinzu. Kaffeetrinken und danach eine Gesichtsmaske genießen – was gibt es Entspannenderes? Massieren Sie sanft Ihr Gesicht, Ihre Ausstrahlung wird es Ihnen danken! Bei trockener Haut könnte man zu dem Peeling einen Teelöffel Magerquark mischen. Massieren Sie zwei Minuten lang, danach sechs Minuten einwirken lassen und mit lauwarmem Wasser abwaschen. Bei fettiger Haut gibt man zu dem Kaffeesatz einen Teelöffel Joghurt.

Maske für mehr Ausstrahlung

Nehmen Sie zwei Teelöffel möglichst frischen Kaffeesatz, am besten direkt nach dem Kaffeetrinken, und geben dazu zwei Teelöffel Hafermehl und einen halben Teelöffel Schmand oder Joghurt. Massieren Sie damit Ihr Gesicht zwei Minuten lang und waschen es danach ab.

Eine Alternative: Nehmen Sie zwei Teelöffel Kaffeepulver (keinen Satz) und geben dazu zwei Teelöffel Kartoffelstärke. Fügen Sie Milch hinzu, und Sie bekommen eine breiartige Konsistenz, die Ihrer Gesichtshaut wohl tut! Fünf Minuten lang wirken lassen, dann darf sie abgewaschen werden.

Nährmaske

Wir ernähren uns nicht nur innerlich durch schmackhafte Lebensmittel, sondern auch äußerlich kann der Haut »Nahrung« geschenkt werden. Nehmen Sie einen Teelöffel Kaffeesatz und geben dazu je eine Prise Salz und Zimtpulver. Zusätzlich wird ein Teelöffel Salatöl und ein Teelöffel Zucker beigegeben. Alles gut vermischen und auf die Gesichtshaut auftragen. Massieren Sie Ihre Haut damit fünf Minuten lang sanft und spülen die Maske danach ab.

Verjüngungsmaske

Wenn Sie Ihre Haut schnell in Ordnung bringen möchten, nehmen Sie einen Teelöffel Kaffeesatz und geben dazu zwei Teelöffel fein gemahlenes Walnusspulver. Tragen Sie diese Masse auf Ihr Gesicht auf und lassen sie zehn Minuten lang wirken. Danach mit lauwarmem Wasser abwaschen.

Gegen Falten

Auch hier hilft der Kaffee schnell und zuverlässig. Nehmen Sie einen Esslöffel Roggenmehl und geben dazu frisch gebrühten Kaffee. Die Masse soll wie ein flüssiger Teig aussehen. Geben Sie dazu ein Eigelb und vermischen alles gut. Tragen Sie diese Maske auf Ihr Gesicht auf und lassen sie fünfzehn Minuten einwirken. Danach abwaschen. Fertig!

Honig & Co

Der Honig ist nicht nur eine süße Versuchung für Winnie Puuh, sondern ein wohlschmeckendes Heilmittel für jedermann! Er wärmt den Körper und heilt innere sowie äußere Geschwüre, reinigt das Blut und dient Augen und Zähnen. Er unterstützt die Heilung bei Erkältungen, Husten und Wunden. Bei Wunden legt man ein mit Honig getränktes baumwollenes Stofftuch direkt auf die Wunde. Als Getränk vor dem Schlafengehen gibt der im Wasser aufgelöste Honig Energie für den nächsten Tag – er verschafft zudem einen guten Schlaf und reinigt die Niere. Honig sollte jedoch nie »thermal« verarbeitet (aufgeheizt) werden – bitte auch nie in den heißen Tee beigeben! Dies verändert seine Struktur und macht ihn schädlich für den Darm. Die entstehenden Toxine sind karzinogen! Auch sollte man auf die Dosis achten: Hundert Gramm pro Tag für Erwachsene und höchstens fünfzig Gramm für Kinder.

Honig regt bei Kindern die Neugier an und bei Erwachsenen die Kreativität. Er beinhaltet Vitamine sowie Elemente, die gegen Mikroben wirken. Er wirkt bei Stress wie ein Blitzableiter und verschafft gute Laune. Teilbäder für die Füße mit warmem Wasser (32°C) und Honig für dreißig Minuten zwei Mal die Woche entspannen sehr schnell nach einem stressigen Tag. Kinder können den Mund nach dem Essen mit Honigwasser spülen, da Honig eine antibakterielle Wirkung hat.

Für eine schöne Haut gibt es ein Rezept mit Honig: Nehmen Sie Reis- oder Weizenkleie und geben etwas Honig dazu. Reiben Sie damit Ihren Körper, Ihr Gesicht und die Haut der Beine ein und waschen nach zehn Minuten alles ab.

Außerdem empfehlen sich **Mandelauflagen**. Hierfür werden pulverisierte Mandeln mit Kokosnussöl und etwas Honig vermischt. Man kann anstatt Kokosmilch auch Olivenöl oder Kuhmilch mit 3,5% Fettanteil verwenden. Reiben Sie Ihren Körper damit ein; nach fünf Minuten darf die Auflage abgewaschen werden.

Eine fruchtige Alternative bietet eine fünfzehnminütige Maske aus **Honigmelone und Orangenschalen**. Die unbehandelten Orangenschalen werden zerrieben und eins zu eins mit Melone vermischt. Tragen Sie diese Maske auf Ihr Gesicht auf und lassen sie fünfzehn Minuten einwirken. Waschen Sie das Gesicht anschließend mit warmem Wasser ab.

Oder Sie gönnen sich eine **Talasso-Therapie** (Therapie mit Meerwasser), diese kommt aus Polynesien. Es handelt sich dabei um Meerwasserwannen für den Körper. Pro Wanne benutzt man ungefähr ein Kilo Salz: Salz in die Badewanne und warmes Wasser dazu, fertig! Nun können Sie es über fünfzehn Minuten hinweg genießen. Zusätzlich empfiehlt es sich, zweihundert Gramm Honig hinzuzugeben.

Auch die gewöhnliche **Kuhmilch** tut der Haut gut. Drei Mal wöchentlich können Sie Ihr Gesicht mit ein wenig Milch abwaschen, das macht Ihre Haut jung. In südlichen Ländern pflegen Frauen ihre Haut mit Olivenöl. Der Körper, das Gesicht und die Haare werden mit Öl eingerieben. Man lässt es eine halbe Stunde wirken. Danach wird der gesamte Körper abgewaschen.

Für Ihre Haarpracht gibt es auch ein Rezept aus der Naturapotheke. Einmal wöchentlich kann man eine Öl-Maske für die Haare machen. Man verwendet warmes Öl (Olivenöl, Sonnenblumenöl oder Klettenwurzelöl), das in die Kopfhaut eingerieben wird. Anschließend ein Tuch um den Kopf und um das Haar wickeln. Als Einwirkungszeit ist eine Stunde optimal, danach mit Shampoo auswaschen.

Wenn Sie einmal etwas ganz Besonderes suchen, können Sie den **Neroliduft** ausprobieren. Die römische Prinzessin Nerola hat diesem göttlichen Öl den Namen gegeben. Sie beduftete ihre Handschuhe und Haarbänder, sogar ihr Briefpapier mit diesem wunderbaren Öl aus der Orangenblüte. Es ist ein göttlich anmutender Duft, der schon durch die Säle und Gärten des alten italienischen Adels wehte. Reines Neroliöl, das man aus den Blüten der Bitterorange gewinnt, gehört zu den besten Duftessenzen, die es auf dieser Welt gibt, deshalb auch zu den teuersten. Es handelt sich dabei um ein ganz seltenes, aus der Citrus sinensis gewonnenes Blütendestillat – ein feinstes Luxusöl! Der Neroli-Duft beeinflusst direkt Ihre Psyche und wirkt dabei antidepressiv, entspannend, aufbauend und beruhigend, er unterstützt bei geistiger Erschöpfung,

Schlafstörungen und Unruhe. Neben all diesen Wirkungen ist die Neroli-Essenz zugleich ein Aphrodisiakum – ein Duft für besonders luxuriöse Momente, in denen sie Ihren Geist mit einem blumigen, süßlich-frischen Bouquet und mit einer leicht würzig-herben Note betört.

GESICHTSMASKE für die gestresste Haut

Nach einem arbeitsreichen, hektischen oder stressigen Tag fühlt man sich abends oft physisch müde und geistig erschöpft, was sich stets auch auf der Gesichtshaut abzeichnet. Zur Beruhigung und Harmonisierung hilft eine Gesichtsmaske und Massage mit der Notfallcreme der Bach-Blüten. Das Wertvolle an dieser Creme ist, dass sie Blütenessenzen beinhaltet, die den Stress im Allgemeinen eliminieren, wie Kirschpflaume (Cherry Plum), Drüsentragendes Springkraut (Impatiens), Gelbes Sonnenröschen (Rock Rose), Weiße Waldrebe (Clematis), Doldiger Milchstern (Star of Bethlehem) und ein Schuss der Holzapfel-Essenz (Crab Apple), welche die Haut reinigt – sowohl energetisch als auch physisch. Die Notfallcreme der Bach-Blüten hat eine beruhigende, ausgleichende und harmonisierende Wirkung.

Tragen Sie reichlich von der Notfallcreme auf das Gesicht auf und lassen Sie die Wirkstoffe in die Haut einziehen (5-7 Minuten). Dann massieren Sie mit kreisender Bewegung oder mit leichtem Klopfen das ganze Gesicht. Achten Sie auf die Energie-Punkte: In der Mitte der Stirn, an den Schläfen, am Kinn entlang. Dann legen Sie ein feuchtes, lauwarmes Baumwolltuch auf das Gesicht und bleiben fünf Minuten ruhig liegen. Lassen Sie die Notfallessenz durch Ihre Haut auf sich wirken. Diese wenigen Minuten voller wohltuender Achtsamkeit bauen wirklich den Stress ab!

Das Gleiche können Sie auch mit der Silicea Creme von

den Schüßler Salzen machen. Silicea, auch Kieselerde genannt, sorgt für eine schöne, glatte, strahlende Haut. Wenn Sie die Silicea Creme drei Mal pro Woche als Maske auftragen, gewinnt Ihre Haut an Elastizität und Vitalität. Silicea gilt als Schönheitsmittel der Mineralstoffe nach Dr. Schüßler.

WELLNESS MASKE für die Haut

Nachtkerzenöl hilft bei hormonellen Beschwerden, die Einfluss auf die Haut haben können. Allgemein ist Nachtkerze hilfreich bei vielen Hauterkrankungen, vor allem auch bei Neurodermitis.

In einer Mischung mit Jojobaöl massieren Sie Nachtkerzenöl leicht in die Haut ein – diese wirkungsvolle Öl-Mischung pflegt und harmonisiert Ihre Haut.

DAMPFBAD für die Haut

Dampfbäder pflegen die Haut, verleihen ihr eine zarte Ausstrahlung und führen zu Entspannung und dazu, loslassen zu können. Arnika, Thymian, Lavendel, Kamille, Melisse oder Rosmarin sind für ein Dampfbad gut geeignet.

In einem gläsernen Gefäß bereiten Sie ungefähr eineinhalb Liter warmes Wasser mit zwei Esslöffeln der oben genannten Kräuter vor. Halten Sie Ihren Kopf darüber, legen Sie ein Handtuch über Kopf und Gefäß. Es empfiehlt sich, sieben bis zehn Minuten Wärme und duftenden Dampf zu genießen und zu inhalieren.

Nach einem Dampfbad kann die Haut eine Maske besser aufnehmen. Legen Sie sich für ein paar Minuten hin und lassen Sie die heilenden Wirkstoffe der oben genannten Masken auf sich wirken.

Energetische Massagen

Massagen für die Haut

Durch achtsame Bewegungen bringen Massagen frische Energie in die Aura und pflegen Ihre Haut. Jeder Mensch hat seine spezifischen »Wehwehchen« und individuellen Problemzonen, welche den **Sternzeichen** zugeordnet werden können. Lesen Sie nach, wo Ihre liegen.

Steinbock	Seine Schwachstellen liegen im Gesicht, insbesondere im oberen Teil der Stirn und an den Ohren sowie in der Kniegegend.
Stier	Er leidet oft an grober Haut. Der untere Teil der Stirn sowie Lippen, Schleimhäute und Innenohr können ebenso Schwachpunkte darstellen.
Zwillinge	Augenbrauen, Zunge, Augenlider sowie Handrücken sind oft betroffen.
Krebs	Männliche Krebse haben oft Probleme mit ihrem linken Auge, bei weiblichen Krebsen ist es eher das rechte Auge. Unabhängig vom Geschlecht, kann der Rücken eine Schwachstelle bilden.
Löwe	Beim Sternzeichen Löwe ist es genau umgekehrt: Der männliche Löwe kann unter Sensibilität am rechten Auge leiden, der weibliche Löwe am linken. Auch die Haut unter den Augen kann sehr empfindlich sein, genauso wie die Haut an den Beinen.
Jungfrau	Schwachstellen bilden mimische Muskulatur, Nacken sowie Kopfhaut.
Waage	Nase, Gesichtshaut, Haare und schuppige Haut – das sind Baustellen des Sternzeichens Waage.
Skorpion	Nasengegend, Augenmuskulatur, Ohren und Schweißdrüsen sind des Skorpions Schwachstellen.
Schütze	Die Haut um den Oberkiefer, Wangen sowie Kapillare sind oft betroffen.
Widder	Seine Schwachpunkte sind Zähne, Schleimhäute und die Schläfengegend.
Wassermann	Er hat oft Probleme mit dem Unterkiefer sowie mit hormonellen Störungen. Viele Wassermänner berichten auch davon, ab und zu am ganzen Körper unter juckender Haut zu leiden.
Fische	Oft betroffen ist bei Fischen die Haut an Kinn, Augen und Lippen, was unter anderem mit dem Zentralnervensystem zusammenhängen kann.

Haben Sie schon von dem sogenannten **piezoelektronischen Effekt** der Haut gehört? Diesen Effekt kennt man auch von den Quarzen. Wird der Quarz gequetscht oder zusammengedrückt, wie in einem Feuerzeug, entsteht ein kleiner Stromimpuls. Ähnlich ist es bei der Haut, wenn diese gedrückt oder gerieben wird. Diesen Impuls benutzen Heiler zur Regeneration des gesamten Körpers. Darüber erklärt sich auch die Wirkung von Akupressur, Akupunktur und Massage. Achten Sie auf diesen Stromimpuls bei Ihren Gesichtsmassagen – dabei gilt: Je achtsamer desto wirksamer! Im Folgenden stellen wir Ihnen dafür ganz natürliche Rezepte in einer spezifischen Aufteilung zur Verfügung.

Jede Gesichtszone benötigt ihr eigenes Kraut. Es empfehlen sich Waschungen und Massagen mit Kräutertees oder Pflanzensäften. Dazu können Sie sieben verschiedene Lebensmittel verwenden, eines für jeden Tag.

Montag	Mit Calendula-Tee werden Ohren- und Augenpartien vor dem Spiegel massiert.
Dienstag	Mit Birkentee können Sie Ihren Denkerfalten auf der Stirn mit sanften kreisenden Bewegungen Entspannung verschaffen.
Mittwoch	Das gesamte Gesicht dankt Ihnen eine reichhaltige Massage mit Olivenöl.
Donnerstag	Eine Gurkensaft-Massage schmeichelt Ihren Wangen.
Freitag	Bereiten Sie einen Petersilientee für Ihre Lippengegend zu und massieren Sie den unteren Teil Ihres Gesichts mit sanften Bewegungen.
Samstag	Heute steht Kamillentee für Ihr Dekolleté auf dem Programm.
Sonntag	Zur abschließenden Reinigung dieses Wochenprogramms wird am siebten Tag das Gesicht mit Wasser massiert und auch davon getrunken. Klären Sie sich innerlich wie äußerlich nach diesem Verwöhnprogramm!

Gegen Falten im Gesicht hilft eine reichhaltige und zugleich erfrischende Maske: Mischen Sie ein Eigelb, einen Esslöffel Zitronensaft und einen Esslöffel Honig. Tragen Sie diese Maske auf Ihr Gesicht auf und lassen sie zunächst zwanzig Minuten wirken. Nun massieren Sie Ihre Haut fünf Minuten lang, danach waschen Sie das Gesicht mit warmem Wasser ab.

Selbstmassage gegen Falten

Es gibt eine tiefgreifende Selbstmassage, die das Gesicht kosmetisch von Falten befreit und gleichzeitig Erholung für die Aura bietet – eine wohltuende Gesichtskorrektur ganz ohne invasiven Eingriff, und zwar durch eine spezielle Meditations-Massage mit Olivenöl, welche durch Ihre Bewegungen mit den Händen auf die Aura wirkt! Wie es so schön heißt, modelliert Mutter Natur das Gesicht bis zum dreißigsten Lebensjahr, danach ist man selbst gefragt. Modellieren Sie Ihre Aura gleich mit, Sie stärken dadurch Ihre Ausstrahlung und Attraktivität!

Die Korrektur wirkt auf folgenden Ebenen:

- Alle drei Hautschichten im Gesicht werden ausgeglichen.
- Falten werden innerhalb kurzer Zeit vermindert.
- Die Haut wird belebt und verjüngt.
- Die Aura erholt sich.

Damit diese Meditations-Massage umfassend wirken kann, ist es wichtig zu wissen, woher Falten kommen und welche physischen Gegebenheiten im Gesicht mitunter Einfluss auf Faltenbildung haben. Bei einer Diät nimmt man stets im Gesicht – vor allem an den Wangen – am schnellsten ab, da es an diesen Stellen wenig Fett gibt, stattdessen viele Fettrezeptoren, die Fette abbauen. Die sogenannten Langer'schen Linien, die Hautspannungslinien (Relaxed Skin Tension Lines), verlaufen von der Gesichtsmitte seitlich hin zu den Ohren. Diese haben, wie der Name schon sagt, maßgeblich Einfluss auf Muskel- und Hautspannung. Tagsüber verändert sich die Spannung des Gesichts ständig. Durch Grübeln oder Trauern bilden sich Falten zwischen den Augenbrauen und um den Mund herum. Bei Rauchern prägen sich mit der Zeit die Raucherfalten an den Lippen ein. Wer viel lacht, bekommt die wunderschönen Lachfalten an den Augen, welche so außergewöhnlich attraktiv wirken – es müssen also nicht unbedingt alle Falten gemindert werden! Ihr Gesicht ist sozusagen der Spiegel Ihres Alltags, Ihrer Emotionen und Handlungen. Während des Schlafs entspannen sich Ihre Muskeln wieder, und nicht alle Falten werden sich langfristig im Gesicht abzeichnen, in gewisser Weise rückt Ihr Gesicht während des Schlafs wieder in einen unbefangenen, natürlichen oder ursprünglichen Zustand. An den nächsten Tagen jedoch werden sich manche Gesichtszüge von den Vortagen wiederholen und sich irgendwann als Falten festsetzen. Diesen Kreislauf können Sie mit der Meditations-Antifalten-Massage beeinflussen, drei Mal wöchentlich für zwanzig Minuten. Ölen Sie Ihre Hände ein – und los geht's. Wichtig ist, sich während der Massage zu spüren – ölen Sie dabei die Haut immer wieder nach!

Ablauf:

- Handatmung: Atmen Sie ein. Halten Sie Ihre Hände vor das Gesicht und atmen Sie sozusagen durch die Hände ein. Atmen Sie durch die Hände zehn Mal ein und aus und legen sie dann auf Ihr Gesicht. Fangen Sie mit Wangen und Hals an. Versuchen Sie, die komplette Handfläche zu fühlen.

- Massieren Sie nun den Hals. Beginnen Sie mit dem Kinn, gehen zum Ohr und nach unten am Hals seitwärts. Wiederholen Sie die Bewegung zehn Mal.
- Dann massieren Sie Ihr Gesicht von der Nasenspitze zu den Ohren und von der Nase unter den Augen hin zum Ohr.
- Die Stirn massieren Sie von der Mitte zur Seite und dann zum Hals.
- Gehen Sie nun von oben nach unten: Von der Stirn und der Nase zum Hals.
- Dann machen Sie eine tiefgreifende Bewegung: Massieren Sie eine Seite vom Hals, dann die andere Seite. Auch die Schultern werden gut durchgeknetet.
- Massieren Sie nun von der Gesichtsmitte aus die Lippen.

Viel Erfolg!

7

Schönheit

Tipps für den Alltag

Schönheit geht stets mit einer gewissen Ausstrahlung einher. Doch schön wirken und strahlen – dies entsteht allein aus Selbstachtung und der dazugehörigen achtsamen Pflege. Diese Pflege beinhaltet auch das Wissen um natürliche Tipps, die leicht in den Alltag zu integrieren sind.

Vitamine

Die absolute Basis für eine gute Ausstrahlung ist Gesundheit. Dafür sollte man als Erstes genügend Vitamine zu sich nehmen. Welche Vitamine gibt es? Für was brauchen wir sie und wo finden Sie sie? Die meisten Vitamine sind in frischem Gemüse und Obst enthalten. Die Honigmelone beispielsweise beinhaltet acht von dreizehn uns bekannten Vitaminen! Essen Sie sie! Vitamine machen fit und ermöglichen die natürlichen chemischen Abläufe im Körper. Aber welche Funktionen haben Vitamine, und wie können wir sie uns durch Nahrung zuführen? Hier eine kleine Übersicht:

B1	Das erste Vitamin der B-Gruppe verarbeitet und verwandelt Kohlenhydrate, Fett und Eiweiß in Energie. Diese Energie kräftigt Nervenzellen, das hormonelle System und das Herz. Vitamin B1 – auch Thyamin genannt – reguliert außerdem Verdauung und Produktion der Magensäure. Es wird bei neurologischen Leiden, Schmerzen und Hautleiden sowie bei Magengeschwür und Leberzirrhose eingesetzt. Bei Alzheimer, Depression und Panikattacken wird es ebenso fast immer empfohlen. Man findet es in Hefe, Leber, Austern, Brot, Getreide, Bohnen und Erbsen, Buchweizen, Spargel, Honigmelone, Kräutern wie Dill oder Petersilie.
B2	Riboflavin oder auch Vitamin B2 ist wichtig für die Bildung der Erythrozyten und für Ihre Schilddrüse. Es unterstützt das Wachstum von Haaren, Nägeln und der Haut – auch der Schleimhaut. Man findet es in Hefe, Fleisch, Milch, Haferflocken, Buchweizen, Mandeln, Mehl, Eiern, Kakao, Blumenkohl, Erbsen, Spinat, Honigmelonen, Kartoffeln und Erdnüssen.
B3	Dieses Vitamin ist unter verschiedenen Bezeichnungen bekannt: Nicotinsäure, Niacin oder Vitamin P meinen alle das dritte Element der B-Gruppe. Es bewirkt die Synthese von Eiweißen und Fetten, senkt den Cholesterinspiegel, reduziert Alkohollust und normalisiert den Stoffwechsel. Dieses Vitamin ist wichtig für die Synthese des Kortisons, für Sexualhormone sowie Insulin und erweitert die Blutgefäße. Verordnet wird es bei Neurosen und Trigeminus-Nervschäden, genauso bei Gastritis, Kolitis, Geschwüren und Hautleiden. Zu finden ist es in Fleisch und Innereien wie Leber und Niere, in Sonnenblumenkernen, Hefe, Erdnüssen, Bohnen, Soja, Pilzen und Honigmelonen.

B5	Vitamin B5 oder auch Pantothensäure ist ein Cholesterin-Bildner und -Regulator in einem! Es reguliert die Tätigkeit von Darm und Nervensystem und wirkt wundheilend. Dieses Vitamin hemmt die Wirkung von Antibiotika. Zu finden ist Vitamin B5 in Hefe, Eigelb, Leber, Niere, Joghurt, Kefir, in den Blättern des Rettichs, in Radieschen, Zwiebeln, Karottenblättern. Außerdem ist es in Erdnüssen, Hafer und Getreide vorhanden.
B6	Dieses Vitamin wird auch Pyridoxin genannt. Es synthetisiert Hämoglobin und unterstützt die Eiweiß-Fett-Prozesse im Körper. Vitamin B6 reguliert Ihr Nervensystem, regeneriert Erythrozyten und wirkt bei Killerzellenvermehrung. Es ist gut für Haut und Nerven und bekannt als Anti-Aging-Element. Verordnet wird es bei Muskelproblemen, Spasmen, Muskelkater und Muskelkrampf. Es wirkt urintreibend und ist in folgenden Produkten zu finden: Hefe, Leber, Weizenkeimlinge, Getreide, Kartoffeln, Bananen, Eigelb, Kohl, Karotten und Bohnen.
B9	Folsäure oder Vitamin B9 wirkt bei Erythrozyten- sowie Zellvermehrung und wird daher oft bei Schwangerschaften verschrieben. Es ist außerdem ein »Aminosäuren-Unterstützer«. Das Vitamin B9 ist wichtig für die Produktion der neuen Haut- und Haar-Zellen, weißen Blutkörperchen sowie roten Zellen. Es reguliert das Zentralnervensystem und das Gehirn. Zu finden ist es in Leber, Petersilie, Salat, Kohl, Roter Bete, Erbsen, Gurken, Sojamehl, Eiern, dunklem Mehl, Orangen, Sonnenblumenkernen und Honigmelonen.
B12	Das Vitamin B12 heißt auch Cobalamin. Es ist wichtig für die Erythrozyten-Produktion, für das Nervensystem und gegen Depressionen. Empfohlen wird es auch bei Alzheimer, Konzentrationsschwäche und Schlaflosigkeit. Es normalisiert zu niedrigen Blutdruck, verstärkt das Sexualverlangen und ist in folgenden Produkten zu finden: Rinderleber, Eigelb (roh), Milchprodukte, Soja, Hefe. Auch in den Blättern von Karotte und Rettich, Salat, Schnittlauch, Weizenkeimen, Spinat und in Meeresfrüchten ist es vorhanden.

C	Ascorbinsäure oder Vitamin C wirkt auf das Zentralnervensystem und stimuliert Ihre Drüsen. Es hilft bei Eisen-Stoffwechsel-Problemen und ist daher gut für Raucher sowie für Frauen, welche Hormone oder die Anti-Baby-Pille einnehmen. Ascorbinsäure wirkt als Antioxidans. Auch für Wundheilungen und gegen Infektionen wird das Vitamin C oft verschrieben. Es ist zu finden in Sanddornbeeren, Hagebutten, roten Johannisbeeren, Paprika, Meerrettich, Petersilie, Dill, Erdbeeren, Honigmelonen, Zitronen, Orangen, Kiwis und Grapefruits.
H	Vitamin H ist das uns bekannte Biotin. Es sorgt für energetische Prozesse im Körper. Das Vitamin ist wichtig für Killerzellen (wie die weißen Blutkörperchen) und die Verdauung, außerdem senkt es den Blutzucker. Auch für Haut, Nägel sowie für Ihre Haare ist es unersetzlich. Zu finden ist es in Leber, Herz, Eigelb, Rindfleisch, Hühnerfleisch, Milch, Heringen, Sardinen, Soja, Reis, Mehl, Pilzen, Erbsen, Erdnüssen, Karotten, Blumenkohl, Kartoffel, Tomaten, Zwiebeln, Äpfeln, Orangen, Bananen und Honigmelonen.
A	Vitamin A wird auch als Retinol bezeichnet. Es ist wichtig für Augen und Haut. Dieses Vitamin wirkt in erster Linie gegen Infektionen. Zu finden ist es in Butter, Milchprodukten, Eigelb, Leber (auch in Fischleber) und in Honigmelonen.
D	Es ist das wichtige Vitamin für die Knochen! Außerdem unterstützt es den Körper bei der Wundheilung. Vitamin D ist auch für Muskeln und Nerven eine echte Fundgrube. Es reguliert die Speicherung von Phosphor sowie Kalzium in den Knochen und schützt vor Erkältung. Vitamin D unterstützt Ihre Zähne und den Bewegungsapparat. Zu finden ist es in Fischfett, also auch in Sardinen, Hering, Makrelen und Lachs, sowie in Eigelb, Leber (auch in Geflügelleber) und in fast allen Milchprodukten.

Vitamine sind Ihre Freunde – besonders im Winter. Die Sonne zeigt sich kaum, somit produziert Ihr Körper weniger Vitamin D. Er versorgt Sie jedoch mit Kalzium und transportiert dieses in Knochen und Haut. Winterliche Spaziergänge sind ein Muss in dieser Zeit! So bekommen Sie auch in diesen Monaten genug Vitamin D, das so wichtig ist für die Funktion von Skelett, Herz, Kreislauf und Zähnen. Sonnenbaden – jedoch bitte in Maßen! – ist die beste Möglichkeit, um zur Bildung dieses Vitamins anzuregen. Dadurch schützen Sie sich auch vor Krebs. Man kann dieses Vitamin jedoch nicht nur aus einem Sonnenbad, sondern auch aus den Speisen gewinnen. Er ist vorhanden in Meeresfischen und Bananen. Schon eine Banane pro Tag liefert genug Vitamin D für Ihren Körper! Auch der Weizen enthält Vitamin D. Der Favorit jedoch ist der Pilz, denn alle Pilze speichern eine große Menge an Vitamin D! Hundert Gramm Champignons liefern die Tagesdosis! Am besten sollte man Pilze im Salat verzehren.

Alle Menschen, die an Osteoporose leiden, sollten nicht nur Kalzium zu sich nehmen, sondern auch den Körper zur Produktion von Vitamin D anregen. Die Kombination von Kalzium und Vitamin D ist eine besondere Verbindung, denn diese hilft bei der Speicherung: Kalzium ohne Vitamin D wird vom Körper zu fünfzehn Prozent gespeichert, mit Vitamin D zu achtzig Prozent!

E	Das Vitamin E ist ein Antioxidans. Es schützt die Zellmembranen, stärkt die Immunität des Körpers und die Blutgerinnung Außerdem wirkt es gegen Thrombosen. Auch für die Sexualitä ist es sehr wichtig. Das Vitamin E kompensiert Östrogenmangel und wird bei Klimax (Wechseljahren) empfohlen. Zu finde ist es in Soja, Walnüssen, Olivenöl, Nudeln, Leber, Buchweizer Karotten, Bananen, Rindfleisch, Quark, Tomaten, Birnen, Orangen, Zwiebeln und Honigmelonen.
K	Das Vitamin K ist wichtig für Blutgerinnung und Herz. Empfohlen wird es bei Blutungen und Leberschäden und bei Schwangerschaft, um das ungeborene Kind zu schützen. Unter anderem entgiftet es den Körper. Zu finden ist das Vitamin in grüner Obst, Kürbis, Tomaten, grünen Erbsen, Eigelb, Fischfett, Lebe Zedernüssen und Soja.

Innen wie außen – dieses Prinzip gilt auch für die Schönheit. Die Agastache ist eine echte Vitaminbombe, die innerlich wie äußerlich bei der Bewahrung Ihrer Schönheit hilft. Diese Pflanze ist mittlerweile auf der ganzen Welt zu finden. Sie hat minzartig duftende Blätter und sehr schöne Blüten, die viele Schmetterlinge anziehen. Agastache kommt aus Amerika und hat bereits viele Freunde in Europa gefunden. Sie bringt einige Unterarten mit sich: Agastache rugosa ist ein koreanisches Gewürz, ihre azurblauen Blütenrispen erfreuen das Auge jedes Gartenfreundes. Agastache aurantiaca eignet sich zur Teezubereitung und hat orangene Blüten. Agastache foenicum, auch Anisata genannt, ist der sogenannte Anis-Ysop, welcher Anis-Lakritzaroma abgibt. Seine lila Blütenkerzen werden bis zu zwanzig Zentimeter lang! Man kann die Blätter als Tee zubereiten oder im Salat verzehren. Der Tee hilft auch bei Menstruationsbeschwerden. Die Koreanische Minze (Agastache rugosa) ist eine Minzart, die auch auf kargem Boden wächst. Zuletzt möchten wir Sie noch auf die Agastache cana hinweisen – die Moskitopflanze. Sie wird beispielsweise in Mexiko zur Abwehr der Mücken eingesetzt.

Ihre Füße

Die Schönheit wird nicht nur am Gesicht erkannt. Auch Ihre Füße sind sozusagen grundlegender Teil Ihrer Schönheit, schließlich tragen diese Sie täglich dorthin, wo Sie hingehen – und das sollten Sie ihnen auch dankbar zurückgeben! Ein Kartoffelsaft-Fußbad hilft gegen Hornhaut und entgiftet Ihren Körper durch die Fußsohlen. Dazu könnte man eine Salbe herstellen. Sie benötigen fünfhundert Gramm Melkfett, vier Gramm Harnstoff und vier Handvoll Ringelblumenblüten. Geben Sie das Melkfett in einen Topf, das Fett muss aufgeschäumt werden: Nachdem das Melkfett heiß geworden ist, geben Sie alle zuvor kleingeschnittenen Blüten der Ringelblumen hinein. Nun lassen Sie diese Mischung aufschäumen und nehmen den Topf von der Kochstelle. Verschließen Sie ihn und lassen die Mischung acht Stunden ziehen. Danach müssen Sie die Masse nochmals erwärmen und durch ein Sieb filtern. Am besten bewahren Sie diese Salbe in einem Schraubglas im Kühlschrank auf. Um die Wirkung zu verstärken, fügen Sie etwas Harnstoff hinzu. Lösen Sie Harnstoff in einem Esslöffel Wasser auf und geben diese Lösung in die Mischung, nach dem Filtern der Salbe.

Und wenn Sie **Fußpilz** haben – dagegen hilft folgende Rezeptur: Machen Sie ein warmes Fußbad mit zwei Esslöffeln Salz, geben Sie dazu etwas Pfefferminze. Es genügen zwei Teebeutel Pfefferminztee, die Sie vorher angießen. Ein Wickel für die Nacht ist sehr ratsam: Nehmen Sie ein Tuch, begießen es mit dem Saft einer ganzen Zitrone und wickeln es um den

Fuß. Als Alternative können Sie eine Salbe herstellen: Nehmen Sie einen Esslöffel Butter, eine Knoblauchzehe sowie ein paar Tropfen frischen Zitronensaft und mischen alles zusammen. Massieren Sie die betroffene Stelle und ziehen Socken an. Kaffeewaschungen helfen übrigens auch gegen Fußpilz. Fußpilze können nerven, doch es wachsen mehrere Kräutlein dagegen: Auch Schöllkraut- oder Goldbardsäfte helfen sehr gut.

In Osteuropa gibt es auch etwas ausgefallenere Methoden für die Schönheit der Füße. Dazu zählen das **Urinfußbad** und die Eigenurin-Massage. Das Bad für die Füße mit Eigenurin entgiftet durch die Fußsohlen. Es hilft bei Fußpilz und reinigt die Haut. Eigenurin-Massagen am Körper wirken durch ihr Eigenkortison und pflegen die Haut besser als Cremes.

Ihr Körper atmet

Ja, er atmet! Nicht nur Nase und Mund besorgen Luft für Ihre Lunge und Ihr Blut. Dennoch muss jeder Mensch lernen, bewusst zu atmen. Achten Sie auf Ihre Atmung so oft Sie können, und aktivieren Sie noch dazu die Porenatmung, denn durch die Haut atmen Sie mehr als durch alle anderen Organe. Gehen Sie daher nach Möglichkeit öfter nackt, so aktivieren Sie diese Atmung automatisch. Der Mensch ist von der Natur nackt erschaffen, das ständige Tragen der Bekleidung widerspricht in gewisser Weise der menschlichen Natur, denn eine große Menge an Sauerstoff gelangt durch die Haut in den Körper. Wenn Sie sich in Kleidung hüllen, haben Ihre Poren nicht genug Luftzugang, somit bekommen Sie zu wenig Sauerstoff, was den Stoffwechsel abbremsen kann. Entkleiden Sie sich je nach Möglichkeit ein- bis zweimal täglich, dies unterstützt Ihre natürliche Atmung!

Nehmen Sie Ihren Körper wahr?

Diese Wahrnehmungsübung können Sie auch mit der natürlichen Atmung verbinden: Setzen Sie sich hin und fokussieren sich auf Ihre Beine. Versuchen Sie nun, sich auf Ihr rechtes Bein zu konzentrieren, danach auf das linke. Gehen Sie dann mit Ihrer Aufmerksamkeit weiter zum Bauch und danach zu den Armen – zuerst immer beide Seiten wahrnehmen, danach jeden einzelnen Arm. In diese Fokussierung können Sie anschließend auch Ihre Organe mit einschließen. Diese Übung stärkt Ihre Selbstwahrnehmung und Achtsamkeit – beide sind die Essenz für eine schöne Ausstrahlung!

Ihre Haare

Ihre Ausstrahlung durchdringt nicht nur jede einzelne Pore, sondern gelangt auch bis in die Haarspitzen – sie sind jedoch nicht immer eine Pracht. Oft fallen mehr Haare aus, als einem lieb ist, oder sie werden mit der Zeit stumpf. Eigentliche Ursache von unschönem Haar sind in den meisten Fällen Stoffwechselprobleme. Deswegen raten wir nicht nur zu Haarmasken mit natürlichen Produkten, sondern auch zur Einnahme von Zink, Selen und Biotin. Zusätzlich empfehlen wir eine Maske pro Woche für die Kopfhaut. Haare sind Antennen, die Impulse wahrnehmen, jedoch funktioniert dies nur mit genügend Pflege und Nahrung! Sie können Eigelb mit Zitrone einmassieren, zweimal in der Woche, über drei Wochen hinweg – das macht Ihr Haar geschmeidig. Gegen Haarausfall hilft Meerrettich-Saft, er kann direkt in die Kopfhaut einmassiert werden. Dies ist zwei Mal täglich auch in Kombination mit Knoblauchsaft möglich. Innerlich eingenommen, kräftigt die Sanddornbeere das Haar.

Hier haben wir einen Haarverlust-Test für Sie. Beantworten Sie folgende Fragen mit Ja oder Nein, und prüfen Sie Ihr Wissen:

DER HAARVERLUST-TEST	ja	nein
Provoziert der Haartrockner Haarverlust?		
Kann Haarfarbe Haarausfall hervorrufen?		
Ist Haarausfall eine Sache der Vererbung?		
Können Schwangerschaft und Geburt Haarverlust provozieren?		
Ist Haarlack schädlich für die Haare?		
Riskieren diejenigen, die Kopfmützen tragen, Haarverlust?		
Hat man im Sommer stärkeren Haarverlust als im Winter?		
Fallen lange Haare schneller aus als kurze?		
Verursacht Stress Haarverlust?		

Hier sind die Antworten:

Der Haartrockner provoziert tatsächlich Haarverlust. Zu heiße Luft hat eine negative Wirkung auf die Haarwurzel, daher sollte man auf Haartrockner eher verzichten. Eine künstliche Haarfarbe kann dagegen keinen Haarverlust provozieren, sie schädigt eher das Haar, jedoch nicht die Haarwurzeln. Haarausfall liegt in vielen Fällen in den Genen, er wird als Alopecia androgenica bezeichnet. Schwangerschaft und Geburt hingegen sind natürliche, gesunde Vorgänge und können keinen Haarverlust hervorrufen. Haare wachsen während einer Schwangerschaft langsamer, das ist alles. Haarlack ist jedoch schädlich für Haut und Haar. Durch die Lackschicht auf der Kopfhaut leiden die Haarwurzeln enorm. Kopfmützenträger riskieren selbstverständlich keinen Haarverlust. Im Sommer ist der Haarverlust tatsächlich größer als im Winter, das ist vollkommen logisch! Mehr Haare wärmen stärker als weniger, so einfach ist das. Deshalb friert man auch bei rasierten Beinen schneller als bei unrasierten. Ein Kurzhaarschnitt bringt deshalb im Sommer natürlich einen Vorteil, man muss dadurch nicht so schnell schwitzen. Er hat jedoch keinen Einfluss auf Haarausfall. Stress jedoch verursacht definitiv Haarverlust! Dauerstress trägt in vielen Fällen die Hauptschuld, wenn die Haarwurzel schlapp macht. Durch Stress versteifen die Muskeln, dadurch verringert sich die Blutversorgung an der Haarwurzel, diese kann in der Folge absterben. Fahren Sie also Ihr alltägliches Tempo etwas herunter und meditieren Sie regelmäßig – das hilft tatsächlich auch gegen Haarausfall! Wie erwähnt, wirken Haare wie Antennen für Körper und Sinne, so steht das Haar in Verbindung zu planetarischen Impulsen. Aus diesem Grund gibt es Empfehlungen, wann ein Haarschnitt am besten gelingt und Ihrem wahren Wesen schmeichelt. In der Folge fühlt man sich natürlich wohler!

Am **1. jeden Monats** ist ein Schnitt empfehlenswert, da das Haar zu diesem Zeitpunkt aufgrund des Sonnenimpulses schneller wächst.

Am **3. jeden Monats** verstärkt ein Haarschnitt die Energieaufnahme. Der Mars-Impuls repariert die Haare und kräftigt ihre Funktion als Antennen.

Am **4. jeden Monats** beseitigt der Merkur-Impuls durch einen Haarschnitt negative Energie aus dem Aura-Feld.

Am 5**. jeden Monats** verbessert ein Schnitt Ihre Ausstrahlung. Der Jupiter-Impuls ermöglicht die Energieaufnahme aus dem Kosmos.

Der **21. jeden Monats** gilt schließlich als der beste Tag für einen Haarschnitt. Es heißt sogar, das Glück trete an diesem Tag zu Werke. Aus astrologischer Sicht tragen am 21. eines jeden Monats zwei Impulse ihre Essenz zusammen: Sonne und Mond, das männliche und das weibliche Prinzip gleichen an diesem Tag gemeinsam Ihre Aura aus, allerdings nur, wenn Sie sich dafür öffnen!

Ihre Nägel – Spiegel Ihrer Gesundheit!

Gesundheit und Schönheit spielen vor allem bei den Nägeln eng zusammen. Auch verändern sich die Nägel im Laufe der Zeit: Je älter, desto dicker werden die Nägel. Zudem gibt es einige Anzeichen auf Krankheiten, die an den Nägeln abgelesen werden können – es sei an dieser Stelle ausdrücklich darauf hingewiesen: Bitte konsultieren Sie einen Arzt, wenn Ihre Nägel sich verändern!

Braune Linien am Nagel von links nach rechts können auf Diabetes oder Herzleiden hindeuten oder auf zu viel Eisen im Blut.

Dünne helle Linien von rechts nach links können auf Hormonverschiebung hindeuten.

Bläuliche Nägel können auf Herzleiden und sehr weiße Nägel auf Nierenleiden hindeuten.

Gelbe Nägel können Zeichen für Leberschäden sein. Auch bei Schuppenflechte werden sie gelb. Milchweiße Nägel deuten oft sogar auf Leberzirrhose hin.

Schwarze Nägel sind ein Zeichen für Thrombose – auch hier gilt: Suchen Sie bitte einen Arzt auf!

Bei Malaria verfärben sich die **Nägel grau**, bei Problemen mit dem Nervensystem oft bläulich-weiß. Diese Nagelfarbe kann auch auf Verdauungsbeschwerden hindeuten.

Nägel mit kleinen Löchern oder Mulden und brüchige Nägel deuten oft auf Psoriasis (Schuppenflechte) hin.

Vor allem bei brüchigen Nägeln empfiehlt sich farbloser Lack zur Stärkung der Oberfläche, abfeilen sollte man sie eher selten. Vor dem Lackieren können Sie Ihre Nägel in Essigwasser tauchen und an der Luft trocknen lassen. Essigwasser bindet die Farbe besser, und der Nagellack hält länger.

Kaputte Nägel und weiße Flecken weisen auf Calcium-, Eisen- und Silicium-Bilanzstörungen hin. Sie entstehen auch bei Hormonstörungen. Gegen das Leiden helfen Hafer und kieselsäurehaltige Nahrung sowie Käse, Petersilie, Milch, Vollkornprodukte, Sesam, Bierhefe, Nüsse, Pilze und frisches Gemüse.

Einmal wöchentlich sollte man die Nägel in Öl baden. Nehmen Sie dazu ein Schälchen mit Rizinusöl – nach einem zehnminütigen Nagelbad sollten die Nägel massiert werden.

Wehwehchen

Ihre Haut bildet die Grenze zu Ihrer Umwelt. Wenn ein Ungleichgewicht oder Störfaktoren vorhanden sind, reagiert sie mit kleinen Wehwehchen wie Rötungen, Furunkeln oder Pickeln und zeigt hierdurch, dass etwas nicht stimmt. Sollte das Ungleichgewicht aus dem Inneren kommen, reagiert die Haut oftmals mit Pigmentstörungen.

Was tun bei Furunkeln? Furunkel entstehen an den Haarwurzeln. Wenn man das entsprechende Haar ausreißt, verschwindet der Furunkel schneller. Danach eine Tomatenscheibe darauf gelegt, hilft bei der Ausleitung des Eiters. Diese Methode hilft auch gegen Hautirritationen.

Ein altes Mittel gegen Furunkel und Pickel aus dem Osten ist gesalzenes Roggenbrot – ein Stück davon salzen, gut kauen, ausspucken und auf die betroffene Hautstelle legen. Danach mit einer Binde fixieren und über sechs Stunden lang einwirken lassen.

Vitiligo ist eine Erkrankung der Haut. Die Haut verliert dabei Pigmente, wodurch weiße Flecken entstehen. Bei Vitiligo ist der Kupfer-Eisen-Haushalt gestört, daher ist es empfehlenswert, diesen zu regulieren.

Gegen die weißen Flecken hilft folgendes Rezept: Nehmen Sie eine Handvoll Walnussschalen und legen sie in einem halben Liter Wodka ein. Lassen Sie diese Mixtur zehn Tage ziehen. Hiermit können schließlich die Flecken eingerieben werden.

Ein anderes Mittel gegen Vitiligo ist folgendes: Legen Sie sieben Chilischoten in einem halben Liter Wodka ein. Lassen Sie diese Mixtur dreißig Tage lang ziehen und reiben damit die Flecken ein.

Auch das Frischkraut der kleinen Wasserlinse (Lémna mínor) hilft als Auflage gegen die weißen Flecken, die durch Vitiligo entstehen: Innerlich als Tee getrunken und äußerlich die frischen Blätter direkt auf die Flecken aufgelegt. Außerdem hilft dieses Kraut gegen entzündliche Prozesse der Organe. Man kann auch ein Pulver aus dem Kraut mit Honig vermischen und einnehmen. Wie das Kraut in der Natur von Enten instinktiv als gesunde Nahrung genommen wird, können Menschen es als ebensolche heranziehen. Es ergibt beispielsweise einen leckeren Salat. Im russischen Raum wird ein Wodka-Auszug mit diesem Kraut verwendet bei Lungenkrebs, Rheuma und Bandwurmbefall. Dazu nimmt man einen Esslöffel geschnittene Blätter und setzt sie mit fünfzig Milliliter Wodka für zehn Tage an. Täglich werden zwanzig Tropfen davon eingenommen. Auch bei Leberleiden, Glaukom, Ekzem, Haarausfall und Wunden kann dieses Kraut helfen. Sollte man es nirgends bekommen, stellt die Königskerze auch bei Schuppenflechte eine gute Alternative dar.

Ein wirklicher, oft schmerzhafter Störfaktor auf der Haut sind **Warzen**. Hier hilft die gewöhnliche Bananenschale! Legen Sie eine Bananenschale auf die betroffene Stelle und fixieren sie mit einer Binde. Lassen Sie diese über Nacht wirken.

Gegen Warzen und Mitesser hilft auch eine andere Frucht: Schneiden Sie einen Apfel in zwei Teile. Mit der ersten Hälfte reibt man die Warze ein und vergräbt diese anschließend in der Erde. Eine alte Tradition besagt: So schnell wie die Frucht in der Erde zerfällt, heilt die Warze ab. Die zweite Hälfte isst man. Übrigens ist der Apfel nicht nur ein Reinigungsmittel gegen Warzen, die reinigenden Kräfte wirken auch im mentalen Bereich. Einen Apfel (oder auch eine Seife) neben das Bett gelegt, ermöglicht leichteres Einschlafen.

Wunden und Verletzungen der Haut kann man ebenso mit Naturmitteln behandeln. Bei nicht heilenden Wunden nehmen Schamanen ein Stück Brot und legen es in ein Wasserglas. Dazu geben sie etwas Weihwasser. Die Wunde wird mit diesem Wasser abgewaschen.

Ein ebenso schmerzhafter Störfaktor auf der Haut sind **Wasserblasen**. Wenn Sie darunter leiden, machen Sie zunächst ein Fußbad. Nach zehn Minuten trocknen Sie Ihre Füße ab und legen eine Zitronenscheibe für die ganze Nacht auf die Blasenstelle oder benetzen diese mit etwas Tannenharz. Eine weitere Alternative ist ein mit Weinessig getränktes Tuch. Halten Sie das Tuch eine halbe Stunde lang auf die Blase.

8

KINDER

Kindliche Haut wird zumeist als samtig, zart und rosig bezeichnet. Doch ist jedes Kind, genau wie jeder Erwachsene, geprägt von Emotionen, die sich auf der Haut abzeichnen können – die Haut ist auch bei den Kindern der Spiegel dessen, was sich innerlich abspielt!

Nachdem sich viele Erwachsene schon eine »Hornhaut«, eine gewisse Schutzschicht zulegen konnten, ist die Haut eines Kindes noch besonders sensibel. Ein seelisches Ungleichgewicht zeigt sich oftmals ganz schnell als Hautirritation. Wenn ein Kind seine innere Empfindungen nicht nach außen kommunizieren kann, übernimmt diese Aufgabe die Haut.

Kinder reagieren sehr empfindlich auf Veränderungen in der Umgebung. Wenn ihr natürliches Bedürfnis nach Schutz, Liebe und Geborgenheit nicht erfüllt ist, fühlen sie sich unsicher, wenn nicht sogar bedroht. Das überträgt sich zunächst auf die Aura, dann auf die Haut.

Bei Kinderkrankheiten und kindlichem Ungleichgewicht ist es stets empfehlenswert, auch das Elternhaus, die Umgebung des Kindes, die Beziehung von Eltern und Kind sowie die

Kontakte zu Geschwistern und Freunden zu beachten. Diese spielen eine wichtige Rolle bei Entwicklung und Entfaltung der jungen Seele. In den ersten Jahren des Lebens haben diese einen immensen Einfluss auf das Kind.

Juckreiz, Nervosität, Konzentrationsmangel

Kinderhaut leidet oft unter Juckreiz. Dieser kann ein Begleiter von einer ganzen Reihe an Erkrankungen sein, aber auch eine Reaktion auf geistige Anspannung. Zunächst sollte man organische Erkrankungen, allergisch bedingte Ursachen und Umwelteinflüsse ausschließen. Die Ursache für Juckreiz kann ebenso im Ernährungs- oder Hygiene-Verhalten liegen. Schweres Essen (überprüfen Sie vor allem, was Ihr Kind in den letzten zwei bis drei Tagen gegessen hat), ungeeignete Duschgels oder Shampoos können zwar als unwichtige Details des Alltags erscheinen, spielen jedoch eine wichtige Rolle für gesunde Haut. Auch Mangel an frischer Luft kann in der heutigen Zeit schon und vor allem im Kindesalter Grund für Juckreiz sein.

Sobald der Juckreiz zu Nervosität, Gereiztheit und Konzentrationsmangel führt, empfiehlt es sich (neben der Überprüfung möglicher oben genannter Ursachen), das Ungleichgewicht innerlich und äußerlich zu behandeln. An dieser Stelle können Bach-Blüten leicht und wirkungsvoll Abhilfe schaffen.

Bereiten Sie eine Mischung mit folgenden Bach-Blüten:

Impatiens (Drüsentragendes Springkraut) – für das nervöse Gefühl

Crab Apple (Holzapfel) – für die innere Reinigung

Falls die Gereiztheit so stark ist, dass das Kind sein Verhalten nicht mehr unter Kontrolle hat und seine Emotionen geradezu explodieren, nehmen Sie dazu noch die Essenz **Cherry Plum** (Kirschpflaume).

Nehmen Sie von jeder Bach-Blüten Essenz zwei Tröpfchen ins Getränk und lassen Sie das Kind tagsüber immer wieder daran nippen. Diese Blütenkombination reinigt die Haut von innen und eliminiert die Gereiztheit des Kindes, so dass es sich nicht ständig kratzen muss.

Äußerlich können Sie Bach-Blüten Notfallcreme auf die betroffene Stelle auftragen. Diese hat eine beruhigende, ausgleichende und harmonisierende Wirkung bei allen Hautirritationen. Die Creme aktiviert die körpereigenen Selbstheilungskräfte.

Auf Juckreiz begründete Nervosität geht immer einher mit Stress. Deshalb sind Ruhepausen für das Kind enorm wichtig! Schaffen Sie für Ihr Kind Phasen, in denen es ohne Informationseinflüsse von außen einfach SEIN kann.

Hilfreich bei sehr starker Gereiztheit ist Kamillentee. Die Kamille heilt, reinigt die Haut und wirkt entzündungshemmend. Dabei genügt eine Tasse Kamillentee pro Tag, höchstens zwei, denn zu viel davon kann dazu führen, dass ein Kind sich schläfrig fühlt.

Kalter Kamillentee eignet sich auch für eine Waschung der betroffenen Hautstelle. Ein Wattepad getränkt mit Kamillentee, die betroffene Stelle betupft und mit einem sauberen Baumwolltuch abgetrocknet – das wirkt kühlend und beruhigend!

Säuglinge

Besonders bei Säuglingen tauchen oftmals kurzanhaltende Hautirritationen auf. Dabei ist meistens die Haut im Po-Bereich und in den Leisten betroffen. Das kann ein Zeichen der inneren Reinigung nach der Geburt sein, aber auch eine Reaktion auf die Ernährung von Mutter und Säugling. Über die Muttermilch gelangt die Schärfe von Nahrungsmitteln in den Verdauungstrakt des Kindes und kann neben Blähungen einen wunden Po verursachen. Auch wenn die Anwendung von Puder in bestimmten medizinischen Kreisen heute umstritten ist, ist dieser dennoch die einfachste und wirkungsvollste Möglichkeit. Dabei sollte jedoch eine ernsthafte Krankheit ausgeschlossen sein! Zudem versteht es sich, dass nur Puder ohne Duftstoffe angewendet wird. Pflanzliche Inhaltsstoffe wie Calendula, Arnika und Ringelblume wirken reizlindernd und entspannend, denn irritierte und gerötete Haut ist gespannt und kann leicht einreißen – sie strahlt Ungleichgewicht aus und trägt eine gewisse »Inkompatibilität« in sich, ist instabil und bildet dabei keinen Schutz! Ein achtsam ausgewählter Puder verleiht der Hautirritation für gewisse Zeit Halt, so dass sich die Haut aus den eigenen Ressourcen heraus stabilisieren und heilen kann. Die Anwendung von Puder soll stets nur vorübergehend sein und nicht länger als zwei bis drei Wochen dauern!

Puder kann man auch zur Heilungsunterstützung bei einfachen, kleinen Wunden gut einsetzen, so kann sich die Haut schneller schließen. Bei nässenden, eitrigen Wunden bitte keinen Puder anwenden!

Neurodermitis bei Kindern

Bei Kindern lautet die Diagnose immer häufiger Neurodermitis oder »atopisches Ekzem«. Fast zehn Prozent aller Kinder leiden unter dieser Hautentzündung, welche in jedem Falle einen psychischen Auslöser hat. Nicht selten zeigt sich dieses Ekzem auch durch Erkrankungen wie allergisches Asthma oder Heuschnupfen. Diese Hautentzündung ist eine Reaktion des Immunsystems auf bestimmte äußere Auslöser wie Nahrungsmittel oder Allergene, die über die Atemwege in den Körper gelangen (Tierhaare, Staub, Pollen), sowie Waschmittel, Kosmetik oder Stress. Eine Behandlung dieser Krankheit ist immer individuell, da sie ganz eng mit der Psyche der Betroffenen zusammenhängt, deshalb sollte sie mit Achtsamkeit und Geduld sowie mit respektvollem Einbezug alltäglicher Details durchgeführt werden. Das Wort Achtsamkeit ist ganz besonders zu betonen, da diese in vielen Fällen von Ängsten überschattet wird: Wenn Sie Ihr Kind bei der Heilung unterstützen wollen, seien Sie nicht ängstlich oder gar panisch, sondern betrachten Sie das Kind und dessen Umgebung achtsam, um Ungleichgewichte zu vermeiden.

Zusätzlich zur konventionellen medizinischen Therapie haben sich therapeutische Naturheilverfahren in der Behandlung von Neurodermitis als äußerst effektiv erwiesen. Bei einem akuten Ekzem helfen Umschläge mit Zinnkraut- oder Salbeitee. Sie wirken feuchtigkeitsregulierend und entzündungshemmend.

Genauso unterstützend sind die Nachtkerze, das Stiefmütterchen und die Walnuss.

Etliche junge Patienten berichten, dass ihnen die Eigenurin-Therapie erhebliche Linderung gebracht hat. Mit dem ersten Morgenurin wird die schwer betroffene Stelle betupft. Hier ist natürlich die einfühlsame Mitwirkung der Eltern gefragt, weil Kinder und Jugendliche noch kein ausgeprägtes individuelles Körpergefühl entwickelt haben können und deshalb aus Scham diese Therapie womöglich ablehnen. Unterstützen Sie Ihr Kind und klären Sie es auf über die Heilkräfte, die dem eigenen Körper innewohnen! Übrigens hilft die Eigenurin-Therapie auch bei Warzen!

Wichtig ist die Unterstützung durch Eltern und Geschwister auch für die Emotionen, die Kinder und Jugendliche entwickeln, wenn sie unter einem atopischen Ekzem leiden. Durch psychologische Unterstützung von Eltern und Geschwistern können die Betroffenen leichter und bewusster mit der Situation umgehen. Angst, Abscheu, Schuldgefühle, Selbstmitleid, Wut oder Minderwertigkeitsgefühle unterstützen die Heilung natürlich nicht, deshalb sollten Sie offen und respektvoll mit

Ihrem Kind über diese Emotionen sprechen! Alle Beteiligten bekommen dadurch die Möglichkeit, etwas für sich daraus zu lernen, was eigene innere Vorurteile und Denkmuster angeht. Eine Krankheit ist stets eine Chance zum Verstehen, zum Lernen – eine Chance für persönliches Wachstum.

Pubertät

In den ersten einundzwanzig Jahren seines Lebens erlebt ein Heranwachsender die tiefgreifendsten Entwicklungen und Wandlungen. Körperlich und geistig entwickelt sich ein kleines Baby zu einem wortwörtlich daraus erwachsenen Menschen. Die Seele zeigt mit der Zeit immer deutlicher ihre Qualitäten, die Haut spiegelt dabei alle Wachstumsprozesse und Veränderungen – im Wechselspiel zwischen Seele, Körper und Aura.

Am häufigsten und stärksten merkt man es während der Pubertät. Der Erwachsene schält sich sozusagen aus der kindlichen Haut heraus – wenn dabei dermatologische Ungleichgewichte auftreten, ist das keineswegs verwunderlich. Der Jugendliche nabelt sich auf der Suche nach sich selbst von den gepflegten Mustern des Elternhauses ab und verändert sich dabei physisch aufgrund der erwachenden Hormone – die pure Herausforderung für eine junge Seele und ihre Eltern!

Die Haut zeigt während der Pubertät oftmals Merkmale von Akne – sie reagiert dabei auf hormonelle Veränderungen, die bei jedem Jugendlichen höchst individuell verlaufen. Trotzdem kann man ein paar allgemeine Merkmale daraus ableiten, die auf dem individuellen Wege Unterstützung bieten können.

Eine fettige, unreine Haut kann mit folgenden homöopathischen Mitteln behandelt werden:

Thuja – der Jugendliche zeigt sich nervös, besonders in Gegenwart der Mutter. Auf physischer Ebene sind Rillen in den Nägeln oder auch ein Hautausschlag an bedeckten Stellen typisch.
Selen – der Jugendliche wirkt scheu, ängstlich und sieht für sein Alter sehr erwachsen aus.
Natrium Chloratum – auch als Steinsalz oder Kochsalz bekannt. Der Jugendliche hält seine Emotionen unter Kontrolle, diese haben oft starken Einfluss. Mit dieser inneren emotionalen Spannung umgehen zu können, kostet ihn immense Kraft. Seine Haut ist blass, nicht selten leidet er unter Heißhunger.

Bei trockener Haut mit vielen Pickeln empfiehlt es sich, das homöopathische Mittel **Sulfur** anzuwenden. Sulfur ist ein starkes Mittel, welches bei vielen Hauterkrankungen angewendet werden kann: Es wirkt hautreinigend. Besonders Jugendliche, die das Gefühl haben, die Erwartungen der anderen erfüllen zu müssen und sich auch oft verletzt fühlen, sprechen gut auf Sulfur an. Wichtig bei diesem Mittel ist die Dosierung, die stets individuell verordnet werden muss!

Bei **Akne mit Entzündungen** ist **Kalium Bromatum** wirksam. Kalium Bromatum mildert den Juckreiz. Besonders empfehlenswert ist es für apathische Jugendliche, die unter Konzentrationsschwäche leiden.
Pulsatilla hat eine allgemein positive Wirkung auf den Hormonhaushalt und die Haut.

Unreine Haut sollte nicht allein von außen behandelt werden, sondern in erster Linie von innen! Deswegen eignet sich die

Homöopathie sehr gut. Dazu sollten Sie wissen, dass bei einer homöopathischen Therapie die sogenannte Erstverschlimmerung der Symptome das physische Erkennen der Heilung bedeutet! Setzen Sie die Behandlung also nicht gleich ab, sondern geben Sie dem kindlichen Körper Zeit zur Heilung!

Achten Sie für die Pflege der Haut in der Pubertät auf eine gute Qualität der Waschmittel aller Art, auf eine ausgewogene Ernährung mit viel frischem Gemüse, ausreichend Schlaf und genügend Bewegung an der frischen Luft. Alkoholkonsum und Rauchen sollten selbstverständlich stark reduziert werden, wenn möglich sollten diese krankmachenden Suchtmittel natürlich ganz gemieden werden!

Die Pubertät bringt viele Veränderungen für die junge Seele und deren Umgebung mit sich. Plötzlich müssen es alle in der Umgebung des Pubertierenden lernen, mit unerwarteten emotionalen Ausbrüchen umzugehen, um den Jugendlichen verstehen zu können. Seien Sie dabei stets respektvoll und nehmen Sie die Emotionen ernst, dadurch pflegen Sie nicht nur eine liebevolle Beziehung, sondern beugen tatsächlich auch Hautleiden vor!

Als Unterstützung können Sie Bach-Blüten heranziehen. Für emotionale Jugendliche sind folgende Essenzen empfehlenswert:

Cherry Plum (Kirschpflaume) – starke Wutausbrüche und Angst davor, die eigenen Emotionen nicht mehr unter Kontrolle halten zu können

Mimulus (Gefleckte Gauklerblume) – Angst vor einer konkreten Situation, z.B. vor einer Prüfung

Chicory (Wegwarte) – Erwartungen, dass andere sich gemäß der eigenen Werte verhalten, starker Bedarf nach Akzeptanz

Walnut (Walnuss) – Unterstützung beim Übergang von einer Lebensphase in die andere, Schutz vor äußeren Einflüssen

Heather (Schottisches Heidekraut) – ständige Suche nach Aufmerksamkeit, Egozentrismus
Water Violet (Sumpfwasserfeder) – sich innerlich zurückziehen, Isolation
Scleranthus (Einjähriger Knäuel) – Launenhaftigkeit
Holly (Stechpalme) – Eifersucht und Neid
Willow (Gelbe Weide) – Selbstmitleid
Larch (Lärche) – Mangel an Selbstvertrauen
Wild Oat (Waldtrespe) – Frustration bei der Lebensorientierung, Druck sich für die richtige Lebensaufgabe entscheiden zu müssen

Auch eine Kombination der Bach-Blüten Crab Apple (Holzapfel) und Walnut (Walnuss) hat sich seit Jahren als besonders effektiv während der Pubertät erwiesen.
Crab Apple reinigt die Haut und vermittelt das Gefühl von Selbstakzeptanz.
Walnut bringt Schutz und unterstützt dabei, in der eigenen Mitte und bei sich bleiben zu können, Fremdbestimmungen auszuschließen und die Veränderungen – physisch, hormonell und geistig – anzunehmen wie sie kommen, um diese in der Folge nach dem Selbst zu formen und in die eigene Mitte zu integrieren.

Für Eltern pubertierender Kinder sind folgende Bach-Blüten empfehlenswert:
Impatiens – bringt Geduld im Umgang mit Kindern, wenn man reizbar und ungeduldig ist, weil man den Eindruck hat, alles gehe zu langsam voran.
Red Chestnut (Rote Kastanie) – übermäßige und womöglich irrationale Sorge um die Kinder.
Walnut (Walnuss) – gibt Schutz, um sich nicht den Launen des Kindes »ausgeliefert« zu fühlen.

Ein Fallbeispiel aus der Praxis

Eine Klientin, die ich gemeinsam mit ihrer Familie seit Jahren mit Bach-Blüten begleite, hat mir eine interessante Geschichte erzählt. Unsere langwährende Bekanntschaft ermöglichte es mir, drei Generationen ihrer Familie kennenzulernen. Es ist in solchen Fällen wichtig, die familiären Zusammenhänge zu kennen, wenn die Hintergründe einer Erkrankung oder emotionalen Überspannung gefunden werden sollen. Die Geschichte betrifft das Enkelkind meiner Klientin, das im Sommer nach einem langen Badetag Symptome eines Sonnenstiches aufwies und eine Woche später einen starken Hautausschlag, der laut meiner Klientin teilweise an Windpocken erinnerte. Nach kurzer Zeit begannen diese roten Pünktchen zu jucken, die sich vor allem an Händen, Oberschenkeln und Rücken zeigten. Der Vater des Kindes ist Arzt, demnach hat er seinen Sohn mit medizinischen Heilsalben teilweise erfolgreich behandelt. Doch der Hautausschlag war dadurch nicht vollständig ausgeheilt. Nach Schuljahresbeginn war meine Klientin in meiner Beratung: Sie bräuchte Bach-Blüten auch für ihren Enkelsohn, da er aufgrund des andauernden Hautausschlages gereizt und nervös war und er ihr »heimlich« gestanden hatte, dass er Angst vor dem neuen Schuljahr habe. Als frischer Fünftklässler litt er unter großen Sorgen, ob er die Anforderungen am Gymnasium gut bewältigen könne. In seiner Vorstellung hatte er sich überfordert gefühlt.

Da ich das Enkelkind kannte, war es nicht schwierig, für ihn die passende Auswahl aus den Bach-Blüten zu treffen. Die Aussage über seine Ängste betreffend der schulischen Erwartungen passte nicht ganz zu seinem Temperament und Charakter. Sicherlich hatten seine Angst und sein Hautausschlag einen Zusammenhang.

Aus meiner Praxis weiß ich, wie wertvoll die Zeit bei der Aufklärung von bestimmten inneren Prozessen ist. Ich bat meine Klientin, sich nach zehn bis vierzehn Tagen wieder bei mir zu melden. Ich war mir ziemlich sicher, dass die Bach-Blüten in dem Fall etwas öffnen könnten, was für uns alle bis dahin noch nicht sichtbar war. Nach zwei Wochen suchte sie mich gemeinsam mit ihrem Enkelkind auf. Wir sprachen über seine Angst in der Schule, über die Müdigkeit und den immer noch existierenden Hautausschlag. Der war zwar nicht mehr so schlimm, Hände und Teile der Oberschenkel waren jedoch immer noch betroffen. Der Enkelsohn erwähnte, dass ihn besonders die Hände manchmal unangenehm juckten, und machte dazu eine interessante Bemerkung: »Inzwischen hat auch mein Papa den gleichen Hautausschlag. Mama überprüft jetzt alles, was wir essen. Papa meint, es muss eine komische Allergie sein. Mich kratzt es an den Händen manchmal wahnsinnig … «

Wir haben uns gemeinsam auf eine Auswahl aus den Bach-Blüten und auf Schüßler-Salze geeinigt.

Die Dynamik des Aufklärens der Hintergründe des Hautausschlages war hochinteressant und immer noch nicht zu Ende. Es war klar, dass die Beziehung zwischen Vater und Sohn in diesem Fall eine zentrale Rolle spielte. Eine Woche später rief meine Klientin an: »Du wirst es nicht glauben, aber seit zwei Tagen ist der Hautausschlag bei meinem Enkelkind und bei meinem Sohn weg! So, wie er aus dem Nichts kam, ist er auch verschwunden. Einfach verschwunden!« Natürlich geschah das keineswegs »aus dem Nichts« – im Hintergrund steht eine rührende Geschichte, die mir meine Klientin erst während dieses Telefonates erzählte. Ihr Sohn bestätigte es ein paar Tage später bei einem Besuch mit allen persönlichen Details.

Die beiden – Vater und Sohn – hatten seit längerer Zeit eine angespannte Beziehung, da der Ältere immer große Erwartungen hatte. Anfänglich machte es dem jungen Mann Spaß, dem Vater zu zeigen und zu beweisen, wozu er fähig ist. Der Vater hatte sicherlich ebenso Spaß, und aus einem gewissen Stolz heraus genoss er es, die Fähigkeiten seines Sohnes zu bewundern. Doch ab einem bestimmten Punkt fühlte sich sein Sohn überfordert, konnte jedoch seine Gefühle nicht wahrnehmen und ausdrücken. Dann zeigten sich die Reizungen des Hautausschlages an den betroffenen Hautstellen. Der Vater hatte als Arzt natürlich wenig Verständnis und Geduld für diese »Kratzerei«. Bis er selber den gleichen Hautausschlag bekam und bemerkte, dass der Juckreiz kaum auszuhalten war.

Eines Nacht saß der Vater, als er sich mit der ganzen Situation überfordert fühlte, am Bett seines schlafenden Sohnes. Er schaute ihm einfach nur zu, wie er ganz ruhig schlief. »Da umhüllte mich solch eine Ruhe und so ein tiefes Verständnis für meinen Sohn – eine tiefe Liebe zu ihm und Respekt. Meine Ungeduld war plötzlich weg«, sagte er mir. Als er darüber gesprochen hatte, glänzten sogar seine Augen. Es war ein Moment, der aus dem Inneren kam. Der Vater hatte sich nicht mehr in der Rolle des »verantwortlichen Erziehenden« wahrgenommen, sondern die väterliche Seele war der Seele des Sohnes auf einer tiefen Ebene begegnet. Diese tiefe Begegnung hat die Situation transformiert oder – was man in diesem Fall auch sagen kann – geheilt. Zwei Tage später war der Hautausschlag weg, und die innere, nie ausgesprochene Spannung, die dieser Hautausschlag nach außen gebracht hatte, hatte sich durch die Annahme dessen, was ist, und durch den daraus resultierenden Respekt gelöst.

Dieses Fallbeispiel zeigt deutlich, wie sensibel die Haut auf die inneren Prozesse reagiert. Es sind nicht nur äußere Umstände, welche Einfluss auf die Haut haben. Es findet sozusagen eine Kommunikation zwischen den menschlichen Emotionen und der Haut statt. Wenn ein Kind nicht wahrnehmen oder ausdrücken kann, was es bewegt, übernimmt die Haut die Funktion des Kommunikators und sendet entsprechende Signale. Anders gesagt, können die Eltern auch an der Haut eines Kindes Ungleichgewichte erkennen. Die Haut trägt stets die Antwort auf die symbolische Frage: »Nimmst du mich so wahr, wie ich bin?« Wenn Worte nicht vorhanden sind, findet die Haut eine andere Form der Mitteilung für die bewegte Seele.

Wenn Sie als Eltern Veränderungen auf der Haut Ihres Kindes bemerken, sollten Sie immer versuchen, auch nach den emotionalen Ursachen der dermatologischen Zeichen zu schauen. Auch wenn es oft schwer ist, über Emotionen zu sprechen, es lohnt sich, sie wahrzunehmen, weil so die Ursache und nicht allein das Symptom geheilt werden kann. Zudem lernt man dadurch sich selbst besser kennen und ist imstande, die Beziehung zu seinem Kind im wahrsten Sinne auf gesunde Art zu festigen. Letztendlich ist ein Kind das Spiegelbild seiner Eltern. Mindestens bis zum 13. Lebensjahr, bis die Pubertät »ausbricht«. Wenn eine Familie die geistigen Bedürfnisse vernachlässigt und lieber die eingefahrenen Gewohnheiten und gesellschaftlichen Muster lebt, anstatt individuelle Offenheit und Respekt, sind Warnzeichen der Haut zwar nicht gerne gesehen, können jedoch Gleichgewicht in die kindlichen Beweggründe bringen, wenn man diese ernst nimmt. Und das sollten Sie!

Eine Hautveränderung, wie Irritationen, Flecken oder Schuppen, folgt bei Kindern manchmal auf eine ernsthafte

Krankheit oder eine Operation. Derartige Hautveränderungen sind zumeist auf die Medikation zurückzuführen. Der Körper reinigt sich dadurch und aktiviert die eigenen Selbstheilungskräfte. Dabei signalisiert er durch ein kleines dermatologisches, sensitives Signal, dass die wahre emotionale Ursache einer Erkrankung noch nicht erkannt und geheilt wurde. Auch wenn es zunächst mühsam erscheinen mag, mit Kindern über Empfindungen zu sprechen, ist gerade die Offenheit und Geduld der elterlichen Zuhörer zentral. Auch für ein Kind ist eine Krankheit ein Reifungsprozess – und jedes Kind lässt die Eltern an diesem inneren Prozess teilnehmen. Die Eltern können viel Neues erfahren, über das Kind und sich selbst – wenn sie es wirklich von Herzen möchten!

Was kann ich als Elternteil durch die Hauterkrankung meines Kindes lernen?

Wenn Ihr Kind unter Hauterkrankungen leidet, stellen Sie sich folgende Fragen:

1. Wo stecken meine Ängste? Habe ich Angst vor der Krankheit oder vor dem Auslöser der Krankheit? Sorge ich mich, dass ich den Ansprüchen des Kindes womöglich nicht genüge, wenn es krank ist?
2. Projiziere ich meine unerfüllten Wünsche aus meiner Kindheit auf mein Kind?
3. Was erwarte ich von meinem Kind? Welche Ansprüche habe ich mir selbst gegenüber? Wo liegt die Ursache dafür?
4. Welche heutzutage vielleicht nicht mehr zeitgemäßen Regeln habe ich in meinem Elternhaus gelernt und gehe diesen immer noch nach? Erwarte ich von meinem Kind, dass es diese übernehmen muss?

5. Betrachten Sie einmal Ihr Kind voller Liebe und benennen Sie drei wichtige Eigenschaften Ihres Kindes und fühlen Sie in sich hinein, warum Sie gerade diese so sehr an ihm schätzen. Seien Sie dankbar dafür, dass Sie mit Ihrem Kind und durch Ihr Kind innerlich wachsen und reifen können. Fühlen Sie die Dankbarkeit, dass Sie einer solch wundervollen Seele begegnen dürfen und sie begleiten können!

9

FRAUEN

Die berühmte Legende von Kleopatra ist Sinnbild für eine gepflegte, gesunde Haut sowie für eine charismatische weibliche Ausstrahlung. Ihre Legende befruchtet seit jeher die weiblichen Träume von einer Haut, so fein und doch so kraftvoll wie Milch und Honig. Jugendliche Reinheit und reife Ausstrahlung zugleich gelten vor allem seit Lebzeiten Kleopatras als »Türöffner« im Leben.

Die Welt von Fashion und Hollywood hat unsere westliche Gesellschaft durch Film, Fernsehen und Werbung nachhaltig geprägt – en vogue sind weibliche straffe Haut und persönliche Ausstrahlung, zwei Aspekte, die sich wechselseitig bedingen. Für viele Frauen ist jedoch allein ihr Aussehen Dreh- und Angelpunkt des gesamten Lebens. Wir möchten Ihnen als Ratschlag mitgeben: Das Äußere ist wichtig, jedoch ist die Essenz für eine faszinierende Ausstrahlung die innere Reife, die Reflexion des eigenen Lebens. Vergessen Sie also nicht Ihr Inneres – Faszination lässt sich nicht von außen ins Leben ziehen!

Während bei Kindern die Haut an erster Stelle eine Kommunikation mit der Umgebung darstellt, ist es bei Frauen die Kommunikation mit sich selbst, mit den eigenen Emotionen. Die Haut einer Frau spiegelt sozusagen, wie sie sich selbst wahrnimmt.

Im Zusammenspiel zwischen Aura und Haut ist das Make-up ein interessantes Thema. Jede Frau, die sich schminkt, drückt dadurch – manchmal bewusst, manchmal unbewusst – die Wahrnehmung von sich selbst aus.

Es ist heutzutage Gang und Gäbe, dass man an der Supermarktkasse oder in einer Gärtnerei auf eine wundervoll gestylte Verkäuferin trifft, die jedoch eher an eine Filmfigur erinnert, als an die Arbeitsstelle, die sie vertritt. Durch die heutigen Styling-Möglichkeiten lässt sich vieles anders darstellen. Die Möglichkeiten haben längst die eingefahrenen Vorstellungen über die gesellschaftlichen Rollen übertroffen. Jede Frau ist frei, sich zu entscheiden, was sie durch ihr Auftreten offenbaren mag.

Piercings, künstliche Haarfarben, Tattoos, permanentes Make-up, verlängerte Wimpern, synthetische Fingernägel und Glitzerprodukte aller Art sind moderne Hilfsmittel, durch die man seiner Wahrnehmung der eigenen Persönlichkeit Ausdruck verleihen kann. Die Frauen waren immer schon geschickt im Umgang mit ihrem Auftreten. Die Geschichte der Menschheit hat, wie es scheint, bisher den Frauen die Rolle der Schönheit zugeschrieben, so haben sie die Tricks und Kniffe der Zeit und den Möglichkeiten gemäß genutzt und umgesetzt.

Die Haut der Frau spiegelt ihre Wahrnehmung über sich selbst

Jede Frau unternimmt viel für ihr gutes und gesundes Aussehen – egal ob jung oder reif. Jedoch kommt es darauf an, ob dies aus ihrem Bewusstsein heraus geschieht oder ob sie es sich durch das Mode-Trend-Diktat auferlegen lässt. Klar ist, wenn sich eine Frau mehr den Äußerlichkeiten und manipulativen Einflüssen der Umgebung unterwirft, lässt sie ihrer Authentizität keinen Raum, und die natürliche Schönheit bleibt versteckt. Gerade weil die Rolle der Frau lange Zeit nicht in Freiheit und Individualität lag, sollte jede Frau heutzutage die Möglichkeiten ergreifen, ihre Authentizität auszubilden. Solange jedoch die Manipulation durch Mode-Bilder zugelassen wird, ist dies unmöglich. Wenn man die eigene Wahrnehmung allein auf das »In-Sein« richtet – ganz gleich welchen Alters – und stets denkt, im Trend bleiben zu müssen, verwandelt man sich mehr in ein Schaufenster, dabei gerät die bewusste, strahlende weibliche Persönlichkeit in den Hintergrund. Nicht selten drückt man dadurch die Zugehörigkeit zu einer bestimmten sozialen Gruppe aus und überspielt so die eigenen Unsicherheiten über das Aussehen: »Ich bin nicht schön, nicht gut genug!« – Ein Teufelskreis! Richten Sie also doch lieber gleich Ihre Aufmerksamkeit auf ein gesundes Selbst. Ihre Ausstrahlung entwickelt sich dann auf authentischer Basis, was Sie durch ein wenig achtsame Pflege bis hin zur faszinierenden Attraktivität ausarbeiten können, wenn Sie mögen!

Viele kreative Star-Stylisten bestätigen, dass beim Schminken und Stylen stets weniger mehr ist. Die natürliche Schönheit einer Frau lässt sich durch geschickte Kniffe hervorheben, doch damit eine Frau das kann, muss sie sich erst einmal bewusst selbst betrachten und im wahrsten Sinne reflektieren. So können Sie herausfinden, welche Farben ihre besondere

Linie unterstreichen, wodurch Sie sich gerne und bewusst in jeder alltäglichen Situation spiegeln mögen. Eigene Wünsche, Vorlieben sowie vor allem der individuelle Schönheitsbegriff können dadurch ins Bewusstsein rücken, das Selbstbewusstsein stärken und dadurch wiederum die Aura kräftigen. Ihre Ausstrahlung wird dadurch harmonisch und verschönert die Welt!

Selbstverständlich nützt die beste oder teuerste Kosmetik der Welt nichts, wenn eine Frau innerlich nicht ausgeglichen und zufrieden ist und sich selbst nicht annehmen kann. Durch Schmink-Tipps können kleine Ungleichgewichte wie Augenringe, rote Nase oder ein unreines Kinn zwar vertuscht werden – jedoch nie gänzlich abgedeckt. Das Gesicht einer Frau ist wie ein Gewässer – es kann die Sonne spiegeln, aber auch eine kalte Barriere sein.

Was die Falten verraten können

Am spezifischsten in jedem Gesicht sind die Falten, die vieles über den Menschen – über Körper und Emotionen – erzählen können. Falten offenbaren die Frohnatur, den Denker, aber auch Sorgen und Stress. Die Linien des Lebens auf der Haut, die sich tief eingraben können, sind ganz besondere Merkmale der Seele. Die Falten offenbaren sozusagen die Lebensart: Wer das Leben in allen Facetten voll auskostet, wird nicht ohne Falten bleiben. Falten sind ein Zeichen für Erfahrung und Weisheit! Jedoch hat sich inzwischen geradezu das Gegenteil, das faltenfreie Gesicht, als gesellschaftlicher Status formiert. Jugendliches Aussehen in jedem Alter soll ein erfülltes und glückliches Leben repräsentieren, die Falten dagegen sind ein Hinweis auf Mangel an Glück. Welch ein gesellschaftlicher Druck! Dagegen offenbart sich das wahre innere Kind eines jeden Menschen doch auf der Ebene der Ausstrahlung.

Wer diesem gesellschaftlichen Trugbild immer wieder unterliegt – sind die Frauen. Viele sind nur allzu bereit, unmögliche Schritte zu unternehmen, um sich ein vermeintlich junges und unberührtes Gesicht zu bewahren. Vermeintlich erfolgreich, haben sich manche durch fehlgeschlagene operative Eingriffe ihr Selbstwertgefühl fast ruiniert. Eine Frage bleibt dabei oft unbeantwortet: »Was führt mich zu einer solchen Unzufriedenheit mit meinem Aussehen?« Nicht selten spielen dabei auch versteckte Wünsche des Partners eine Rolle, doch in den meisten Fällen stillen Schönheits-OPs wohl eher die tiefsitzende Unsicherheit in einer Partnerschaft.

Der Körper verfügt über eine eigene Intelligenz. Wie man aussieht und nach außen wirkt, ist dementsprechend eine Frage hinsichtlich dessen, wie man mit sich selbst umgeht. Wenn eine Frau ihr Aussehen nicht mag, kann ihr auch kein operativer oder invasiver Eingriff auf körperlicher Ebene wirklich helfen. Der Glaubenssatz »Ich mag mich nicht!« bleibt weiterhin Tatsache. Eine äußere Retusche kann für gewisse Zeit hilfreich sein, die Energie der Gefühle bleibt aber bestehen, auch wenn sie durch eine neue Erfahrung in den Hintergrund getreten ist. Irgendwann wird der alte Glaubenssatz wieder ans Tageslicht treten.

Authentizität

Vielleicht zeigt gerade das Drama der alltäglichen Selbstzweifel einer Frau, wie wichtig Selbstannahme und Selbstakzeptanz sind. Viele tragen falsche Vorstellungen über sich selbst mit sich herum, stellen sich extremen Herausforderungen, nur um von der Umgebung akzeptiert zu werden. Wenn eine junge Frau in ihrem Elternhaus nie das Gefühl hatte, angenommen zu sein, wie sie ist, wird sie diese Erfüllung zwangsläufig in anderen Beziehungen suchen. Sie wird stets zu viel tun, um den anderen alles recht zu machen und den geliebten Menschen zu gefallen. Eine Beziehung aufrechtzuerhalten, ist für sie die Quelle der Selbstannahme. Früher oder später wird sich der innere Druck ein Ventil suchen, und das ist zumeist die Haut durch Symptome wie Juckreiz, Irritationen, leichter Schuppenflechte oder Pusteln.

Die Haut einer Frau reagiert sensibel auf innere Signale. Mangel an Liebe, Selbstvertrauen, Angst vor dem Verlassenwerden oder gar Alleinsein, übermäßige Sorge um die anderen – all diese verdrängten oder aufgestauten Emotionen transportiert die Haut nach außen durch verschiedene Allergien, Ekzeme, Hautjucken, Nesselsucht, Akne oder Warzen. Bei jeder Frau zeigt es sich auf andere Art und mit anderer Intensität, gemeinsam ist all diesen Emotionen jedoch die fehlende Achtsamkeit sich selbst gegenüber. Also stellen Sie sich selbst in Ihre gesunde Mitte: Wenn Sie sich selbst nicht helfen, können sie auch anderen nicht helfen!

Innere Signale

Falls Sie unter einer Hauterkrankung leiden und ihre Ursache noch nicht erkannt haben, können Sie sich folgende Fragen stellen:

- Habe ich eine Situation erlebt, in der ich mich minderwertig oder missachtet fühlte?
- Habe ich mich in der letzten Zeit schuldig gefühlt?
- Schäme ich mich für mein Aussehen?
- Habe ich in der letzten Zeit Ablehnung, Verlassenheit oder Trennung erlebt?
- Stecke ich in einer Situation fest und kann mich nicht ausdrücken aufgrund meiner Sorge, die anderen zu verletzen? Kann ich nicht mitteilen, was ich wirklich will und was für mich persönlich wichtig wäre?

TIPPs für eine harmonische Aura und für strahlende Haut

Wasser ist der kraftvollste und natürlichste Energiespender für die Haut – es belebt und reinigt! Für eine noch effektivere Erfrischung können Sie dem Wasser Zitronensaft zugeben: Ein paar Tröpfchen Saft aus der Zitrone in eine Porzellanschale mit frischem Wasser; zum Betupfen des Gesichts und Dekolletés, der Hände und Beine ein baumwollenes Tuch – und Sie werden sich wie ein neuer Mensch fühlen!

In den Sommermonaten führe ich gerne Zitronenwasser in einem Spray mit mir – einfach eine leere Pumpsprayflasche aus Kunststoff, die man in jeder Drogerie kaufen kann, mit Wasser und ein paar Tröpfchen Zitronensaft befüllen – so behalten Sie unterwegs einen kühlen Kopf, innen wie außen! Wenn Sie Spannungsgefühle auf Ihrer Haut empfinden, was stets mit Stress verbunden ist, können Sie ein wenig von der Notfallessenz der Bach-Blüten in Ihr Entspannungswasser träufeln, dadurch erholt sich Ihre Haut rasch.

Für eine intakte Haut empfiehlt sich das Schönheitsmittel Silicea der Schüßler-Salze: In einer Schale mit lauwarmem Wasser vier oder fünf Tabletten zergehen lassen und die Haut mit einem Wattepad betupfen.

Gezielte Ernährung ist ein wirklich wichtiger Punkt, wenn Sie sich Ihre schöne und gesunde Haut bewahren wollen – unterschätzen Sie das nicht! Beispielsweise benötigt trockene Haut ungesättigte Fettsäuren aus verschiedenen pflanzlichen Ölen und Fisch. Mit pflanzlichen Ölen können Sie viel ausrichten. Experimentieren Sie, wenn Sie mögen, mit Raps-, Walnuss-, Lein- oder Sonnenblumenöl. Mit dem natürlichen Spektrum der Pflanzen wird trockene Haut von innen heraus genährt. Vor allem im Winter können Sie sich durch dieses natürliche Hautfett schützen und rauer Haut vorbeugen.

Weiteren Schutz können Sie sich richtiggehend einverleiben und in Ihre Aura übertragen, durch eine der Aminosäuren namens Arginin. Arginin kommt natürlicherweise in der Erd-, Hasel- und Paranuss vor sowie in Linsen und Sojabohnen. Ungünstige Einflüsse können Ihnen so kaum noch etwas anhaben.

Energie-Haut-Punkte

Im Folgenden nennen wir Ihnen wichtige Energie-Haut-Punkte, die Sie sanft massieren können, um Ihre Ausstrahlung zu harmonisieren:

1. Dekolleté
   Durch sanftes Massieren von den Achselhöhlen ausgehend hin zur Brustkorbmitte unterstützen Sie Ihre Intuition und Kommunikationsfähigkeit.

2. Schläfen
   Hier befinden sich die Schönheitspunkte. Pflegen Sie ihre Schönheit!

3. Innere Handgelenke
   Eine leichte Massage dieser Stelle wirkt beruhigend, ermöglicht die Wahrnehmung dessen, was für Sie wichtig ist.

4. Kniekehle
   Bringt Beweglichkeit, erfrischt die Flexibilität, damit man sich durch alte Gewohnheiten nicht begrenzen lässt.

5. Die innere Wölbung der Fußsohle
   Schenkt Stabilität, ermöglicht das Erleben im Hier und Jetzt.

6. Das Dritte Auge
   Stärkt die Konzentration, Fokussierung auf das, was wichtig ist, und bringt Klarheit.

7.- Schilddrüse
   Bringt Gleichgewicht zwischen Denken und Fühlen

Um den richtigen Energie-Fluss in Ihrem Körper zu bewahren, können Sie die oben genannten Energie-Punkte mit folgenden Aura-Soma Ölen massieren: Rosa/Klar oder Rosa/Blau (Erklärung zu den Ölen siehe Seite 41)

Nachstehende Bach-Blüten helfen Ihnen auf Ihrem Weg zu sich selbst und zur Ihrer eigenen Authentizität:

Crab Apple – Holzapfel – wenn es Ihnen schwerfällt, sich zu akzeptieren und so anzunehmen, wie Sie sind. Sie haben eine übertriebene Ordnungshaltung im Äußeren. Diese Essenz hilft Ihnen dabei, das, was ist, zu akzeptieren. So stellen Sie sich nicht gegen den Fluss des Lebens.

Impatiens – Drüsentragendes Springkraut – wenn Sie ungeduldig sind, sich ständig unter Zeitdruck fühlen und leicht reizbar sind durch das kleinste Anzeichen dessen, Sie könnten nicht alles schaffen, was Sie sich vorgenommen haben. Diese Essenz hilft Ihnen dabei, heraus aus Hektik und Reizbarkeit, hinein in die Gelassenheit zu finden. Ungeduldige Menschen lernen durch Impatiens, entspannter mit sich und anderen umzugehen.

Larch – Lärche – wenn Sie Mangel an Selbstvertrauen und Durchsetzungsvermögen sowie Minderwertigkeitsgefühle haben, hilft Ihnen diese Essenz dabei, wieder Vertrauen in sich selbst zu gewinnen. Larch weckt neuen Lebensmut!

Holly – Stechpalme – hilft Ihnen in Situationen von Eifersucht und Neid. Irrationale Wut oder gar Aggressivität und andere emotionale Verletzungen können mit der Unterstützung dieser Essenz zur Heilung finden, indem Sie Ihnen das Herz öffnet, um die wahre Liebe zu empfangen. Holly schenkt Liebe und Verständnis für den tieferen Sinn hinter allem Geschehen.

Mimulus – Gefleckte Gauklerblume – wenn Angst Ihre Kräfte und Fähigkeiten blockiert, weil Sie immer eine konkrete Situation befürchten – beruflich oder privat – lockert Mimulus Spannungen und hilft, aus eigener inneren Überzeugung und Stabilität heraus aktiv zu werden.

Elm – Ulme – falls Sie sich durch zu viele Aufgaben überfordert oder sogar in eine leichte Depression gestürzt fühlen, niedergeschlagen oder ausgebrannt sind, hilft diese Essenz, wieder in die eigene Mitte zu finden und mit inneren Kräften besser umgehen zu können. Schon bald empfinden Sie wieder Ausgeglichenheit zwischen Arbeit und Entspannung.

White Chestnut – Weiße Kastanie – wenn Sie unter kreisenden oder zwanghaften Gedanken leiden, im Alltag oft Kopfschmerzen haben und deswegen unter Schlafstörungen leiden, kräftigt die Weiße Kastanie Ihre innere Klarheit, ohne Druck auf die reale Situation auszuüben. White Chestnut gibt den Gedanken eine klare und kreative Richtung.

Folgende Salben der Schüßler Salze können wir Ihnen für Ihre gesunde Haut empfehlen:

Calcium fluoratum – Nr.1 – glättet rissige Haut im Gesicht und an den Händen. Abends einmassiert, kann die Creme über Nacht am besten wirken.

Calcium phosphoricum – Nr. 2 – wenn die Haut juckt und Muskeln verspannt sind, hilft auch bei Ekzemen.

Natrium sulfuricum – Nr.10 – bei Juckreiz, Hautausschlag und -pilz, mehrmals täglich einmassieren.

Silicea – Nr.11 – für trockene Haut, trockene Haare (morgens eine halbe Stunde nach dem Aufwachen in die Haare einmassieren und wirken lassen), wirkt als Pflegecreme bei Alterungsprozessen der Haut, stärkt Nägel, hilft bei Nagelpsoriasis, allgemein als Schönheitsmittel.

Wenn die Wechseljahre Schwierigkeiten bereiten, können Ihnen folgende homöopathische Mittel helfen:

Sepia D6 – wenn Sie sich gereizt und erschöpft fühlen und nicht mehr gut schlafen können.
Cimicifuga D12 – hilft bei Ängsten, Unruhe, Hitzewallungen und Schlafstörungen.
Ignatia D 6 – lindert Stimmungsschwankungen und hilft bei klimakterischen Kopfschmerzen.

Am Ende noch ein persönlicher Geheimtipp für gefärbte Haare:

Die Kopfhaut ist grundsätzlich sehr empfindlich, deshalb bekommen viele Frauen durch häufiges Färben der Haare verschiedene Formen von Hautirritationen – die Haut juckt folglich, nicht selten schmerzen sogar die Haarwurzeln. Versuchen Sie, in Ihre Haarfarbe immer eine kleine Menge der Bach-Blüten Notfallcreme zu mischen. Einfach in die fertige Farbmasse geben und so die Farbe direkt auf die Haare auftragen. Die Bach-Blüten Creme unterstützt die Kopfhaut bei der Akzeptanz und Annahme der Farbe. Die Creme hat keinerlei Auswirkung auf die Farbstruktur. Ihre Funktion liegt darin, die Kopfhaut zu beruhigen, damit diese nicht gestresst auf die Inhaltsstoffe der Farbe reagiert. Nach Färben und Stylen der Haare hat sich auch eine kleine Massage mit dem Aura-Soma Öl Rosa/Blau gut bewährt. Falls Ihre Haarwurzeln schmerzen, können Sie diese vor dem Schlafengehen sanft mit dem Aura-Soma Öl Blau/Tiefmagenta massieren.

10

Geistige Arbeit

Arbeit mit der Vorstellungskraft

Wir möchten Sie an zwei einfache und zugleich geniale Übungen für Haut und Aura heranführen, die eine Aura-Feld-Verdichtung innerhalb von nur wenigen Minuten bewirken. Machen Sie es sich bequem, und reiben Sie genüsslich Ihre Handflächen aneinander – Sie können sich dabei voller Vorfreude in Ihre Ausstrahlung einfühlen. Dann legen Sie ihre Arme bequem auf die Oberschenkel, die Hände halten Sie dabei vor dem Körper. Legen Sie nun beide Handflächen aufeinander. Spüren Sie die Energie. Trennen Sie nun Ihre Hände und bleiben eine Minute lang sitzen. Sie werden merken, dass Ihr Kopf freier geworden ist. Fügen Sie nun Zeigefinger und Daumen der beiden Hände auf ihr jeweiliges Gegenüber der anderen Hand. So entsteht ein Mudra (eine spezielle Stellung der Finger, auch Finger-Yoga genannt). Indem Sie Ihre Hände auf diese Weise halten, bilden Sie eine Verknüpfung in dem sogenannten kleinen Energiekreis. So ist der Energiekreislauf geschlossen, wodurch eine schnellere Energieverteilung im ganzen Aura-Bereich bewirkt wird.

Sie können mit Ihrer Vorstellungskraft arbeiten, indem Sie diese erste Übung abwechselnd zur zweiten machen, in der man in Gedanken die Aura aufbaut: Machen Sie Ihre Augen zu und stellen Sie sich visuell einen Luftballon vor, in den Sie komplett hineinsteigen. Steht man in dem Luftballon, zieht man ihn über den ganzen Körper bis über den Kopf. Binden Sie den Luftballon über dem Kopf zusammen, und blasen Sie ihn von innen so weit auf, dass er Ihnen eine lückenlose Aura in circa fünfzehn Zentimeter Abstand bildet. Nun können Sie Ihre Augen aufmachen und sind sowohl mental als auch physisch geschützt, wodurch sich Ihre Aura in dieser ständigen Wechselwirkung zwischen Geist und Körper stärkt!

Geistheilung

Die nachfolgende Übung namens »Aura aufpumpen« kommt aus dem Bereich der Geistheilung. Schließen Sie Ihre Augen, und stellen Sie sich eine frische Blume vor, die Sie von oben in Ihre Aura fallen lassen. Das kann eine Rose oder eine Lilie sein. Schauen Sie sich das Bild und die Bewegung, wie die Blume gefallen ist, genau an. Sie verbreitet ihren Duft und repariert Ihre Aura. Nun kommt der zweite Schritt. Reiben Sie Ihre Hände und legen Sie sie an Ihren Unterbauch. Stellen Sie sich vor, die Hände strahlen ein weißes Licht aus. Massieren Sie Ihren Unterbauch mit diesem heilsamen Licht zwei Minuten lang sanft und ohne Druck. Danach gehen Sie an den Nabel. Massieren Sie Ihren Nabelbereich im und gegen den Uhrzeigersinn. Dann reiben Sie die Hände noch einmal und lassen Sie eine Minute lang auf Ihren Brustwarzen ruhen. Damit gleichen Sie Ihre gesunde Erdung aus, denn beide Brustwarzen haben bestimmte Aufgaben in Ihrer Verbindung mit »Himmel und Erde«: Die eine nimmt Energie aus dem Kosmos und die andere aus der Erde auf.

Die Natur hat uns eine ganz besondere Duftpflanze geschenkt, welche die Aura kraftvoll stärkt. Wenn Sie das Gefühl haben, Ihre Aura sei undicht, können Sie eine Inhalation mit Lavendel machen. Exakt sieben Tropfen Öl in eine Schüssel warmes Wasser ergeben heilsame Dämpfe, die eingeatmet Ihre Aura abdichten und Sie gleichzeitig mit der Natur verbinden. Die Kraft dieser provenzalischen Pflanze ist mächtig, deshalb reichen im Prinzip zwölf Atemzüge schon aus. Danach können Sie mit einer Körperübung Ihre geheilte Aura stärken, indem Sie sich so mit dem Rücken an eine freie Wand stellen, dass die Wirbelsäule komplett an der Wand anliegt. Kopf und Steißbein sollten gleichzeitig die Wand berühren. Heben Sie nun Ihre Hände und führen Sie sie langsam wieder nach unten. Wiederholen Sie den Vorgang drei Mal und schütteln Sie dann die Hände. Gehen Sie nun zu einem Spiegel und reflektieren Sie Ihr Drittes Auge: Stellen Sie sich vor, wie in der Mitte Ihrer Stirn, oberhalb Ihrer Augenbrauen, ein leuchtender Punkt erzeugt wird. Dieses Licht erweitert sich so lange, bis es den ganzen Körper mit Energie aufgefüllt hat. Halten Sie Ihre Hände vor sich und führen sie langsam nach unten zum Wurzel-Chakra. Bewegen Sie Ihre Hände hin und her, vom Körper nach außen, als ob Sie etwas aus dem Körper weggeben würden. Nach einigen Minuten gehen Sie an das Herz-Chakra und machen das Gleiche. Zum Schluss führen Sie dasselbe oberhalb des Kopfes durch. Sollten Sie Schmerzen wahrnehmen, reiben Sie danach die Hände, bis sie warm werden, und bilden eine kleine Kugel darin: Setzen Sie diese Kugel an den Schmerzpunkt.

Emotionale Heilung – Gefühle benennen und annehmen

Anstatt geplagt oder zerrissen von Emotionen und in der inneren Mitte nicht richtig verankert zu sein, empfiehlt es sich, an erster Stelle in Kontakt mit den Emotionen zu treten. Das bedeutet, diese benennen zu können und eine ehrliche Antwort auf die Frage zu finden: »Was empfinde ich in dieser Situation? Wie könnte ich meinen Zustand benennen?« Hierin liegt der Schlüssel zur inneren Stabilität. Ohne zu bewerten, ob die Emotion schlimm oder unerträglich, großartig oder hemmend ist, ist es wichtig, sie im eigenen Leben aufzunehmen. Sie ist eine lebendige Energie, die man beachten sollte, da sie einen direkten Bezug zu den Gedanken und dem daraus resultierenden Handeln hat. Nicht ohne Grund sagt man, dass man sich so fühlt, wie man denkt.

Es ist nicht selten, dass viele Menschen ihre negativen Emotionen lieber unterdrücken oder sie absichtlich mit künstlicher Positivität überspielen. Das birgt die Gefahr, dass die »Problemzonen« der Seele nie richtig angeschaut und behandelt werden können. Negative Emotionen verschleiern das wahre Potenzial eines Menschen. Sofern diese nicht angenommen und gut integriert werden, verfällt man schnell in eine falsche Vorstellung über sich selbst. So dreht sich der Mensch dann oft in einer Spirale der immer gleichen Probleme und Schwierigkeiten.

Die Wahl, wie man mit eigenen Emotionen umgeht, liegt bei jedem Menschen selbst. Man kann sich durch sie treiben lassen und sich als ein »Opfer der ungünstigen äußeren Umstände« fühlen. Man kann aber ihre Kraft voll in die eigene Hand nehmen und sie bewusst zur inneren Bereicherung einsetzen.

Beide Seiten des emotionalen Zustandes, die schattige (negative) wie auch die sonnige (positive), bilden eine Einheit. Es liegt an der inneren bewussten Entscheidung, welcher Seite man mehr Platz in seinem Leben einräumen möchte. Je offener man für sein inneres Wachstum und Erkennen ist, desto leichter kann man mit eigenen Emotionen umgehen. Dann stellen die sogenannten »negativen« Emotionen (Wut, Trauer, Angst) keine andauernde Blockade mehr dar, sondern können Türöffner für das wahre Sein und die innere Authentizität sein. Jedem steht in jedem Augenblick diese Wahl offen, sich zwischen der »schattigen« oder der »sonnigen« Seite zu entscheiden. Auch wenn es radikal klingen mag, diese Freiheit ist uns allen gegeben!

HEILENDE EMOTIONEN – ÜBUNG

Wenn man über heilende Emotionen spricht, ist damit keine konkrete Heilmethode gemeint. Es geht um ein bewusstes Erkennen des gesamten Gefühlszustandes. Das Erkennen an sich führt dann zur Herstellung von innerer Harmonie, Zufriedenheit und Stabilität – eine wichtige Säule des Heilens.

In der folgenden Tabelle finden Sie die altbekannten Emotionen. Wenn Sie dazu Zugang finden, antworten Sie ruhig und ehrlich. Sie finden so Ihren persönlichen Weg vom »Schatten« zur »Sonne«. Letztlich auch zu Harmonie und Glück.

EMOTIONALER ZUSTAND

Schatten  **Sonne**

ANGST — **MUT**

- Wovor habe ich konkret Angst?
- Was an der jetzigen Situation möchte ich nicht sehen?

ZWANG — **LOSLASSEN**

- Warum halte ich fest?

WUT — **SELBSTAKZEPTANZ**

- Was will ich nicht annehmen und akzeptieren?
- Warum kann ich es nicht?

TRAUER — **FRIEDEN**

- Warum fühle ich mich verlassen?
- Was vermisse ich in meinem Leben wirklich?

KUMMER — **VERTRAUEN**

- Wann und in welchen Situationen handele ich gegen mich?
- Warum sehe ich vieles negativ?

UNSICHERHEIT — **FREUDE**

- Was erkenne ich noch nicht an der Situation?
- Wodurch entsteht meine Instabilität?

UNENTSCHLOSSENHEIT — **LIEBE**

- Was ist momentan das Beste für mich?
- Was möchte ich wirklich?

Weitere Übungen für den Schutz von Aura und Haut

Das Verschränken der Arme und Beine schließt die Aura und schützt sie vor Energieaustausch mit Ihren Mitmenschen. Besonders zu empfehlen ist diese Haltung in unangenehmen Gesprächen oder Diskussionen um Problempunkte. Wenn Sie währenddessen Ihre Zunge an den Gaumen drücken, drehen Sie dadurch sozusagen den Schlüssel im Schloss und schließen Ihren Energiekreislauf, wodurch Ihre Aura deutlich gestärkt wird. Es sei bemerkt: Wenn die Beine verschränkt sind, ist der untere Teil der Aura geschlossen, wenn die Arme verschränkt sind, ist der obere Teil der Aura geschlossen.

Ihre Aura reagiert auf die Schwingung von Worten. Deshalb verwenden Heiler auf der ganzen Welt die sogenannten Mantras. Ein spezielles, sehr altes und äußerst wirksames Mantra namens OM MANI PADME HUM für Ihren Aura-Schutz können Sie leicht in Ihren Alltag integrieren, indem Sie es täglich fünf Minuten am Stück laut sprechen. Die Schwingung Ihrer Stimme und die Bedeutung der Wörter schreiben Sie dadurch in Ihre Aura ein: OM (Universum, Kosmos), MANI (Juwel, Seele), PADME (Lotos, Astralkörper, Aura), HUM (Heilen). Sehr frei kann man folgendermaßen übersetzen:
Die Kraft des Universums heilt die Blume (Aura).

Wie das Fundament eines Hauses den gesamten Aufbau trägt, müssen Sie in Ihrer Seele Vertrauen, Geborgenheit und Schutz als tragfähiges Fundament und Stütze vereinen. Diese Metapher lässt sich auch auf den Körper übertragen: Haut und Aura können Sie nur stützen, wenn Sie sich darin wohlfühlen. Dazu können Sie ab und an über ein kleines, aber feines Ritual Licht in Ihren Schatten bringen. Nehmen Sie eine

Prise Salz in Ihre linke Hand und stellen Sie sich mit Ihren nackten Füßen ins Wasser. Lassen Sie das Salz ins Wasser rieseln und sagen Sie: »Alles Dunkle verschwindet!« Bleiben Sie acht Minuten im Wasser stehen und reinigen Sie dabei Ihre Seele. Versuchen Sie auch und vor allem im Alltag immer wieder zu Ihrer Seele zurückzufinden. Fragen Sie sie, was sie will, und erschaffen Sie gleichzeitig einen »reinen Seelenzustand«. Lassen Sie den Alltag los. Es gelingt nicht leicht, doch auch hier macht Übung den Meister!

Tiere

Auch Tiere tun Ihrer Aura gut. Dass Katzen heilen können, wissen wir alle seit Urzeiten. Katzen sind »Energetiker« und spüren Blockaden und Stauungen in Räumen und in Ihrem Körper. Sie sind in der Lage, diese zu entfernen. Mysteriöserweise verwandeln sie diese negative Energie in eine positive Schwingung. Haben Sie auch eine Katze? Dann wissen Sie, was wir meinen und konnten bestimmt schon Erfahrungen sammeln. Auch der US-amerikanische Spielfilm *Hachiko – eine wunderbare Freundschaft*, der auf einer wahren Begebenheit beruht, stellt diese besondere Feinsinnigkeit, hier eines Hundes, anrührend dar. Hunde wie Katzen spüren Erkrankungen vor ihrer Manifestation. So gibt eine Katze Signale, und Sie können erkennen, dass etwas nicht in Ordnung ist. Wenn man Schmerzen hat, legen sich viele Katzen genau auf diese Stelle. Schon kurze Zeit später sind kleine Wehwehchen oft vergangen. Die Katze fühlt und »behandelt« das intuitiv, denn jeder Schmerz ist eine Energiestauung, die – wenn man weiß wie – mit dem Geist aufgelöst werden kann. Katzen wissen das auf ganz andere Art und Weise, als der rational geprägte Mensch es versteht!

Katzen fühlen ebenso, wenn Sie launisch, wütend oder ängstlich sind und kommen dann zu Ihnen, um Sie im Spiel positiv zu stimmen. Sie reiben ihren Körper an Ihre Beine und fordern Ihre Aufmerksamkeit. Die meisten wissen jedoch nicht, dass durch das Schmeicheln und das liebevolle Erhaschen der Aufmerksamkeit sich die menschliche Psyche abrupt ausgleicht und man sich entspannt.

Diese Entspannung wird auch durch das Schnurren der Katze ausgelöst. Wissenschaftler sprechen an dieser Stelle von der sogenannten *Felinotherapie* (lat. Felis = Katze) – eine Therapie, bei der die Katze Heilung ins Leben bringen kann. Das Schnurren ist ein mächtiges Heilwerkzeug der Katzen. Sie bringen uns eine nachhaltige Energie, die Ungleichgewichte korrigiert. Die Schwingung des Schnurrens verläuft in einer Frequenz zwischen 4 – 44 Hz, am längsten schwingt diese Frequenz jedoch in 16 – 20 Hz-Bereich. Es werden dadurch Herzrhythmus und Stoffwechsel reguliert sowie die Wundheilung beschleunigt. Sehr hilfreich ist das Schnurren auch für die Zellbildung, und ist somit für alle Osteoporose-Patienten empfehlenswert. Die heilende Frequenz des Schnurrens verdichtet den Knochen. Katzen schnurren also nicht ausschließlich, wenn sie sich gut fühlen, sondern vor allem, weil sie sich im Heileinsatz befinden. Durch die Felinotherapie entspannt sich der menschliche Körper, die Laune bessert sich und man wird ruhiger. Daher ist diese Therapie auch bei Muskelverspannungen äußerst hilfreich. Sogar bei zu hohem oder zu niedrigem Blutdruck ist diese Therapie in Kombination mit Medikamenten anzuraten. Dazu empfiehlt es sich, die Katze zu bitten, sich an Hals oder Nacken zu setzen. So normalisiert sich der Blutdruck. Wenn Sie Ihre Katze liebevoll streicheln, normalisiert sich zudem der Puls. Es gibt Fälle, in denen Katzen ihre Besitzer vor Schlaganfällen oder Herzinfarkten retteten, indem sie unentwegt Streicheleinheiten forderten, so lange bis die Gefahr vorüber war. Auch bei Entzündungen der Organe, bei Rheuma und Stress, bei Schlaflosigkeit und Gelenkproblemen könnte diese Therapie helfen. Heilung jedoch lässt sich nicht erzwingen – erst wenn die Katze auf Sie zukommt, kann diese Therapie funktionieren!

Katzen sind hervorragende Masseure! Wenn sie Ihre Haut dabei mit ihren Krallen leicht kratzen, aktiviert das einige Heilpunkte an Ihrem Körper. Eine Katzen-Akupunktur ist eine Energiearbeit! Oft lecken Katzen auch die Ohren ihrer Besitzer, auch das ist eine Art Massage. Am Ohr befinden sich alle Organpunkte. Zudem sammeln sich in Ohren oft Bakterien, diese werden dadurch entfernt.

Bei Rückenschmerzen könnte man die Katze bitten, sich in den Lendenbereich zu setzen. Schon zehn Minuten bringen eine schnelle Linderung der Schmerzen. So können Sie mit Ihrer Katze auch bei Schlaflosigkeit zusammenarbeiten, indem sie sie bitten, sich neben Ihren Kopf zu setzen. Bei Lungenproblemen kann die Heilerin auf der Brust oder zwischen Schulterblättern am Rücken sowie bei Magenbeschwerden im Solarplexus-Bereich Wunder bewirken. Sogar bei Grippe kann sie helfen, wenn man sie neben den Füßen liegen hat oder sogar mit ihnen »füßelt«. Katzen heilen, wenn sie selbst gesund sind.

Sechs heilende Laute

Jeder hat seine eigene Meinung zur Esoterik. Nicht jede Methode kann Heilung bringen, weil nicht jeder Mensch gleich ausgerichtet ist. Doch gibt es einige esoterische Methoden, die eine reale Hilfe bei chronischen Erkrankungen bieten, wie die sogenannte *Dao-Technik*. Diese basiert auf spezieller Atmung, Vision und Reinigung durch Laute.

Als Erstes setzen Sie sich bequem hin und schließen Ihre Augen. Atmen Sie ruhig ein und aus.

Atmen Sie weiter. Beim Einatmen stellen Sie sich vor, dass ein helles Licht in Ihre Poren eingesaugt wird und sich in die erkrankte Stelle bewegt.

Halten Sie nun den Atem an. Stellen Sie sich vor, dass der Schmerz oder die Erkrankung durch dieses Licht heller erscheint.

Atmen Sie aus, und stellen Sie sich vor, dass verdunkelte Energie von diesem Licht gebunden wurde und nun Ihren Körper verlässt.

Machen Sie die Übung zehn Minuten am Stück. Danach beginnen Sie mit den Lauten. Diese werden beim Ausatmen laut »geschrien«. Ausgeschriene Laute wirken schnell. Sollte man eher sanfte Heilung bevorzugen, sagt man die Laute in angenehm empfundener Lautstärke. Für kranke Menschen empfiehlt sich das Schreien, je leichter die Symptomatik, desto leiser darf der Ton werden. Wiederholen Sie jeden Laut zehn Mal.

Beginnen Sie mit der **Galle**. Schreien Sie **CHU**.
Danach beschreien Sie das **Herz**. Schreien Sie **CHO**.
Nun kommt die **Leber** dran. Schreien Sie **CHSU**.
Als Nächste die **Lungen**. Schreien Sie **ZU**.
Als Vorletztes sind die **Nieren** an der Reihe. Schreien Sie **TSCH-ZUI**.
Zum Schluss kommt der **Magen**. Schreien Sie **CHSI**.

Bleiben Sie noch ein paar Minuten sitzen.

11

Kundenberichte und Erfahrungen sowie Antworten auf weitere Fragen

»Ich hatte jahrelang eine Fettbeule. Es hat nicht geschmerzt, aber visuell gestört. Sie ist mal größer mal kleiner geworden. Ich habe Brutblatt (Kalanchoe) angewendet. Ich habe das Blatt quer aufgeschnitten, mit der Saftseite auf die Fettbeule gelegt und mit einem Pflaster angebracht. Man kann jedoch auch den Saft der Pflanze auf eine Kompresse machen und für 24 Stunden fixieren. Nach zweimonatiger Behandlung war die Fettbeule verschwunden, das Fett ist herausgezogen worden.«

Anna S.

»Ich habe ein großes Problem... meine Fersen brennen! In den Füßen habe ich komische brennende Empfindungen und am Morgen sogar Schmerzen. Vielleicht gibt es da einen Rat?«

A.H.

Hier ein paar Rezepte, die helfen können. Machen Sie täglich dreißig Minuten lang Fußbäder mit warmem Wasser und dreihundert Gramm Meersalz. Nach drei Tagen sollte man eine Verbesserung spüren. Als Alternative kann man die Füße mit Kerosin vor dem Schlafengehen einreiben. Nach zehn Tagen lindert diese Prozedur den Schmerz.

»Ich möchte mein Rezept weitergeben, das mein Leben und das meiner Familie enorm erleichtert hat. Seit meinem 30. Lebensjahr hatte ich ein Venenleiden. Heute bin ich 61. Mein Rezept: Man nimmt die Blätter der roten Weintraube. Benötigt werden achtzig Stück. Trocknen Sie diese und zerkleinern sie zu einem Pulver. Dieses Pulver geben Sie in ein Glas (1 Liter) und fügen 700 ml Wodka oder Schnaps hinzu. Verschließen Sie das Glas und lassen die Mischung elf Tage ziehen. Die Einreibung ist fertig! Man reibt diese Flüssigkeit drei Mal am Tag ein. Zusätzlich habe ich ein Fußbad gemacht. Das Wasser nicht zu warm in einen Eimer geben, gerade so viel, dass die Waden im Wasser sind. Nehmen Sie dann einen Topf und geben einige Tropfen Fichtenöl, eine Handvoll Ackerschachtelhalmkraut oder eine Handvoll Kiefer sowie 500 Milliliter Wasser dazu. Kochen Sie die Pflanzenteile zehn Minuten und geben die Mischung in den Eimer. Lassen Sie Ihre Füße zwanzig Minuten lang darin stehen. Man kann es täglich machen oder jeden zweiten Tag, und so drei Wochen am Stück.«

I. F.

»Ich bin 38. Ich hatte ein Problem mit Warzen. Nichts von dem, was ich kannte, hat mir geholfen. Dann las ich über Schöllkraut und fing an, damit zu arbeiten. Ich nahm den Saft der frischen Pflanze und gab ihn auf die Warzen. Schon nach ein paar Tagen waren alle Warzen weg! Nun hat mich eine Zecke gebissen, und ich leide an Borreliose. Gibt es eine Abhilfe aus der Natur?«

Borreliose, Meningitis, Enzephalitis – diese Diagnosen werden immer häufiger gestellt. Ärzte verschreiben dagegen Antibiotika, ohne die es sehr schwer zu heilen sei. Aus der Naturapotheke gibt es jedoch einige zusätzliche Mittel. Man sollte das Blut reinigen. Man macht das zwei Jahre am Stück. Lassen Sie 100 Gramm Propolis in einem Liter Wodka zehn Tage lang ziehen. Nehmen Sie drei Mal am Tag zehn Tropfen vor dem Essen ein. Zusätzlich trinken Sie drei Tassen Tee aus folgenden Kräutern: Löwenzahnblätter, Mädesüß und Salbei.

»Seit Jahren litt ich unter Fersenriss. Unzählige Präparate haben keine Wirkung gezeigt. So bin ich auf ein Rezept aus »Omas Küche« gestoßen. Mir hat ein Mittel geholfen, das aus Sibirien kommt. Meine Haut platzte immer wieder. Nachdem ich das Mittel eingesetzt habe, verging ein Jahr – und ich habe endlich gesunde Füße! Ich versuchte folgende Rezeptur: 30g Haferflocken abkochen, zwei Esslöffel Salatöl dazugeben, auf ein Tuch verteilen und um die Ferse wickeln. Den Fuß in eine Plastiktüte stecken und diese zwei Stunden anbehalten. Danach mit lauwarmem Wasser abwaschen. Nach fünf Anwendungen ist meine Haut weich und seidig geworden. Ich kann wieder unbeschwert und ohne Schmerzen laufen.«

G. O.

»Die Schuppenflechte ist eine echte Plage! Sie belastete mich jahrelang – die Haut an den Ellenbogen, Armen und am Kopf juckte und schuppte. Leider haben die ganzen Mittelchen nicht richtig geholfen. Nun versuchte ich es mit einem alten Rezept – mit Lehm und Meersalz. Man nimmt 100 g Lehm und 100 g Meersalz, mischt beides zusammen und gibt etwas Wasser dazu, bis eine breiartige Substanz entsteht. Diese

»Wundersalbe« habe ich auf die betroffenen Stellen aufgetragen und ließ sie vier Stunden trocknen. Danach habe ich die Kruste abgewaschen. Zusätzlich nahm ich die Heilerde innerlich ein. Das hat geholfen! Bis heute, seit nunmehr drei Jahren, habe ich keine Schuppenflechte mehr!«

J.G.

»Ich bin ohne jegliche Hoffnung! Ich verliere meine Haare und bekomme eine Glatze! Alles, was bekannt ist, habe ich schon probiert, aber geholfen hat nichts! Hilfe!!

B. L.

Alopezie ist eine Erkrankung, die nicht allein vom Stress herrührt. Eine Rolle spielen meistens auch der Darm und die Zähne (Karies). Es gibt keinen Grund, die Hoffnung zu verlieren, Alopezie ist heilbar. Trinken Sie einen Tee aus je zwanzig Gramm Johanniskraut, Salbei, Ringelblume. Dazu je zehn Gramm Klettenwurzel, Dost, Brennnessel, Hopfenzapfen. Mischen Sie alles zusammen. Geben Sie in 300 Milliliter kochendes Wasser einen Esslöffel der Kräutermischung und kochen den Tee fünf Minuten. Danach eine Stunde stehen lassen. Sieben Sie den Tee nun ab und nehmen zwei Mal täglich jeweils 150 Milliliter ein. Nach zwei Monaten werden Sie sich wundern, wie gut es Ihren Haaren geht. Auf die kahlen Stellen können Sie folgende Mischung einreiben: Nehmen Sie zu gleichen Teilen Baldrianextrakt, Kalanchoesaft und Wegerichsaft und reiben Sie diese Mischung einmal täglich in die Kopfhaut.

»Ich leide an Haut-, Knochen- und Gelenkschmerzen. Leider hilft mir kaum etwas. Vielleicht gibt es etwas aus der Naturapotheke?«

J. K.

Maronen und Kastanien können Ihnen Abhilfe leisten. Sie sind nicht nur lecker, sondern auch gesund! Kastanien blühen sehr schön und haben interessante Früchte, die auch ein Handschmeichler sein können, besonders wenn Sie Ängste haben oder Knochenprobleme vorliegen. Die gewöhnlichen Kastanien (Aesculus hippocastanum) oder Pferdekastanien (griechisch) sind ein Leckerli für Pferde. Die Kastanie, die Sie auch kennen, ist die sogenannte Rosskastanie. Diese kommt in Europa vor. Insgesamt gibt es weltweit mehr als zwanzig Kastanienarten. Die Edelkastanie ist essbar (Esskastanie, Maronen). Maroni sind die Früchte. Die Kastanie ist ein Medikament. Heiler in der ganzen Welt verwenden Kastanienblätter, Maroni und Rinde zur Heilung verschiedener Leiden. Auch die Blüten und Knospen sind beliebt. Die Kastanie hilft bei Gefäßerkrankungen, Venenleiden und Hämorrhoiden sowie nach Schlaganfällen. Auch bei Rheuma, Gicht und Schmerzen bieten sie schnelle Abhilfe. Die Kastanie hat in ihren Blüten und Blättern die sogenannte Saponine, Kumarin, Vitamine B, C und K sowie Vitamin P, Karotinoide, Kalium, Kalzium, Eisen, Zink, Selen sowie einige Eiweiße und Stärke. All diese Elemente sind natürliche Zutaten, die Ihr Blut unterstützen. Sie verhindern die schnelle Bindung des Blutes und sind gegen Thrombose einsetzbar. Sie stärken die Kapillaren und schützen oft vor UV-Strahlung, deshalb sind die Auszüge aus der Kastanie in einigen Sonnencremes zu finden. Hier nun dazu ein Paar Rezepte:

Tee:
Nehmen Sie zwanzig Gramm Kastanien-Maronen-Schalen und legen sie für zwanzig Minuten in einen halben Liter heißes Wasser. Kochen Sie diesen Sud nun in einem kleinen Topf kurz auf, von der Herdplatte nehmen und eine Stunde ziehen

lassen. Diese Portion reicht für zwei Tage, während derer er schluckweise zwischen den Mahlzeiten getrunken wird.

Badewanne:
Lassen Sie 100 g Kastanienblüten oder -blätter in zwei Liter heißem Wasser ziehen. Geben Sie den Sud danach in Ihr Badewasser. Dieses Bad hilft bei Hautproblemen und Hämorrhoiden.

Auszug aus Blüten oder Blättern:
Legen Sie 100 g Kastanienblüten oder -blätter in einen halben Liter Wodka ein und lassen diese Mischung einen Monat lang ziehen. Danach abseihen. Den Auszug sollten Sie kühl lagern. Die Einnahme liegt bei zwanzig Tropfen drei Mal am Tag, pur, mit Saft oder Wasser gemischt.

Ölauszug:
Nehmen Sie zwanzig frische Maronen und zerkleinern sie. Geben Sie diese Teile in 300 ml Sonnenblumenöl. Erhitzen Sie die Mischung auf einem Herd und geben sie in ein Glas. Alles drei Wochen lang ziehen lassen, anschließend abseihen. Das Öl kann als kosmetisches Öl verwendet werden, aber auch für Kompressen auf Gelenke.

Speise:
Die Kastanie hat viel weniger Fette als Nüsse. Maronen sind zudem gut für die Laune. Man kann sie backen (bei 200 Grad, fünfzehn Minuten) oder kochen (zwanzig Minuten). Auch Kastaniensüppchen, Soßen und Desserts sind bekannte Leckereien.

»Meine Haut ist nicht mehr so geschmeidig wie sie war. Was kann ich dagegen unternehmen? Ich bin 45 Jahre alt.«

K.S.

Minisaunas oder Vollbäder mit verschiedenen Kräutern wie Brennnessel, Petersilie, Dill und Zedernholzspäne tun Ihrer Haut gut! Diese dienen der Hautregeneration, der Aura-Reinigung und wirken antibakteriell. Empfohlen werden solche Phytowannen auch bei Angina, Lungenerkrankungen, Venenleiden, Herzproblemen und Hämorrhoiden.

»Ich leide, wie viele andere Menschen auch, unter Stress. Welche konkreten Möglichkeiten gibt es, sich bei Stress zu regenerieren? Besonders meine Haut leidet darunter.«

U.Z.

Mitmenschen, Kollegen, Rauch und Elektrosmog, Handy-Belastung, Essen und vieles Weiteres – diese Liste kann unendlich werden. Alles kann Ihren Körper und Ihre Psyche enorm belasten. Viele Menschen leiden so unter Dauerstress, dass dieser zum Normalzustand wird. RTL startete vor einigen Monaten ein Experiment: Ein Zwillingspaar machte dabei mit. Beide Frauen (26) ernährten sich nach zwei verschiedenen Modulen: Fastfood versus Biokost. Die Untersuchungen haben ergeben, dass innerhalb der vier Wochen bei der Ernährung mit Fastfood Aggressionen auftauchten (unabhängig davon, dass die Cholesterinwerte anstiegen). Aggressionen hängen unmittelbar mit Stress zusammen, dabei leidet Ihre Haut genauso unter dem Stress wie der gesamte Körper. Was können wir tun? Es gibt einige leichtere Wege, um den Stress für die Haut zu neutralisieren, wie Antistress-Masken und Kosmetika... Klingt das nicht entspannend?

Für den Körper empfehlen wir folgendes Rezept. Machen Sie ein Vollbad mit 300 Gramm Heu. Genießen Sie das Bad zwanzig Minuten lang.

Ein Fußbad zum Entgiften mit Senfpulver kann auch gut gegen Stress helfen. Solch ein Fußbad entspannt nicht nur müde Füße schnell und zuverlässig, sondern spendet Energie für den gesamten Körper. Sie brauchen für ein Fußbad mit fünf Liter warmem Wasser zwei Esslöffel Senfpulver. Man genießt das Bad fünfzehn Minuten lang.

Essigwasser-Bad entspannt ebenso nach einem stressigen Tag. Es entspannt die Muskeln und stärkt die Haut. Man gibt 100 ml fünfprozentigen Weinessig in die Badewanne und genießt die Entspannung zwanzig Minuten am Stück.

Innerlich empfehlen sich folgende Naturprodukte: Grüner Tee, Lindenblütentee und Aloe Saft.

»Mein Venenleiden macht mich immer trauriger. Was tun?«

T. W.

Als Erstes empfehlen wir Kastanienauszüge aus Blättern und Blüten. Nehmen Sie Schalen von zwanzig Kastanienfrüchten, zwanzig Blätter und gießen alles mit 500 ml Wodka auf. Geben Sie alle Zutaten in ein Glas und lassen die Mischung drei Wochen lang ziehen. Innerlich empfiehlt sich die Einnahme von zwanzig Tropfen, drei Mal am Tag. Man kann diese auch äußerlich als Einreibung verwenden.

Auch Arnika kann zur Hilfe gerufen werden. Nehmen Sie 50 g Arnika und 50 g Kastanienblüten, mischen sie zusammen und geben 20 g Schafgarbe dazu. Übergießen Sie die Mischung mit 200 ml Wodka und lassen sie zehn Tage ziehen. Danach abseihen. Die Einnahme liegt bei zwanzig Tropfen drei Mal täglich.

Sie können auch eine Kompresse auf die Venen legen. Dazu brauchen Sie 20 g Kalanchoe (Brutblatt) und 50 g gehackte Blätter der Kastanie. Geben Sie diese Menge in 200 ml Wodka und lassen sie drei Wochen ziehen. Damit können Sie Ihre Füße und Beine massieren.

»Ich habe gehört, dass Efeu bei Zellulitis hilft. Das probierte ich aus, und siehe da – es hat geholfen. Ich möchte das Rezept an Sie weiter reichen. Übergießen Sie eine Handvoll frische gewaschene Efeublätter in einem Glas mit Schraubdeckel mit 200 ml Olivenöl und lassen Sie die Mischung zwei Wochen lang gut verschlossen an einem warmen Ort ziehen. Danach bitte abseihen und ein paar Tropfen ätherisches Rosenöl dazugeben. Das fertige Efeuöl können Sie täglich mit kreisenden Bewegungen in die Problemzonen einmassieren. Gegen Orangenhaut gibt es eine weitere Rezeptur. Mischen Sie ein paar Tropfen ätherisches Orangenöl mit einer halben Tasse Olivenöl und massieren Sie die Problemzonen kräftig. Bei regelmäßiger Anwendung zeigen sich schon nach kurzer Zeit sichtbare Erfolge.«

I.H.

»Was hilft bei rissiger Haut? Meine Hände tun so weh!«

G.U.

Gegen rissige Hände mischen Sie einfach einen Esslöffel Olivenöl mit einem Esslöffel Apfelessig und massieren die Mixtur nach jedem Händewaschen sowie über Nacht ein. Diese Mischung eignet sich auch für den Rest des Körpers.

»Ich leide an Hornhaut. Besonders im Bereich der Fußsohlen ist sie zu einer Plage geworden. Ein Mittel hat mir sehr gut geholfen – Papayas. Sie enthalten ein Enzym namens Papain, das Eiweiß spaltet und auch dazu verwendet werden kann, um verhärtete Hautstellen weich zu machen. Für eine Papaya-Salbe zerdrücken Sie das Fruchtfleisch einer mittelgroßen reifen Papaya, rühren zwei Esslöffel Olivenöl darunter und tragen diese Mixtur auf die Füße auf. Nach zwanzig Minuten waschen Sie die Füße mit warmem Wasser gründlich ab und ölen sie mit Olivenöl ein. Bei regelmäßiger Anwendung verschwindet die Hornhaut.«

»Meine Füße ermüden ständig und schuppen buchstäblich. Ich habe einige Rezepte und Salben ausprobiert – es half leider keine einzige. Können Sie mir einen Rat geben?«

K.S.

Eine Einreibung mit Olivenöl und Zitronensaft macht müde und überanstrengte Füße wieder fit. Nehmen sie ein warmes Fußbad und massieren Sie anschließend Ihre Füße mit einer Mischung aus einem Esslöffel Olivenöl und einem halben Esslöffel frisch gepresstem Zitronensaft. Diese Mischung belebt die Füße sehr schnell.

»Was kann ich gegen Falten machen? Meine Gesichtshaut altert sehr schnell. Bestimmt gibt es ein Rezept für die Haut, das nicht zu teuer ist und aus der Natur kommt?«

Ludmila N.

Eine Salatmaske erfrischt, regeneriert Ihre Gesichtshaut und eignet sich für jeden Hauttyp. Tauchen Sie drei oder vier große gewaschene Kopfsalatblätter kurz in Olivenöl, lassen Sie sie abtropfen, geben Sie etwas frischen Zitronensaft darüber und legen Sie die Blätter auf Ihr Gesicht. Drücken Sie die Blätter an und decken sie mit einem nassen Tuch ab. Lassen Sie diese Maske zehn Minuten einwirken.

»Mein Name ist Monika. Ich litt an Hautproblemen und Rötungen im Gesichtsbereich. Eines Tages empfahl mir meine Freundin Inge eine Petersilienlotion. Das ist eine milde Reinigungsmilch, die sich besonders für empfindliche und zu Rötungen neigende Haut eignet. Übergießen Sie einen Esslöffel gehackte frische Petersilie in einem Glas mit 50 ml Olivenöl. Lassen Sie es eine Woche ziehen. Seihen Sie das Ganze ab und geben anschließend 50 g Lanolin und 30 ml Mandelöl zu. Alles ankochen, gut durchrühren und abfüllen.«

Monika S.

»Ich habe gelesen, dass Pastinake gut für die Haut und für den Körper eine Wohltat ist. Stimmt das?«

K. L.

Früher galt die Pastinake, dank ihrer Wirkstoffe, als Heilmittel. Im 18. Jahrhundert wurde sie durch die Kartoffel verdrängt. Langsam geriet sie in Vergessenheit. Heute kennen Sie sie als Salatbestandteil. Sie schmeckt nach Anis und ist gesund! Schon im Römischen Reich war die nahe Verwandte der Petersilie ein beliebtes Gemüse. Die Pastinake lässt sich nicht nur roh verzehren. Man kann sie ebenso backen, kochen, pürieren und frittieren. Als Suppe oder roh in Salaten schmeckt sie immer gut! Sie ist reich an Kalium und Folsäure, enthält Vitamin A und C, einige B-Vitamine und Eisen. Sie regt Ihre Verdauung an, wirkt harntreibend und entzündungshemmend. Die Volksmedizin schreibt der Pastinake eine günstige Wirkung bei Hautproblemen, Magenschmerzen, Schlaflosigkeit und Fieber zu. Als Teeaufguss entfalten Pastinaken ihre ganze Heilwirkung.

»Was kann man bei sensibler Haut tun?«

Ulrike D.

Ihre Haut ist das größte Organ, das Sie haben. Sie schützt sie und will gepflegt werden. Sie ist wie ein Schutzhelm bei Astronauten, der nicht rosten darf! Für sensible Hauttypen empfiehlt sich Leinöl und Kürbiskernöl. Sie machen die Haut rein und jung. Dabei werden diese Öle sowohl äußerlich als auch innerlich verwendet. Man kann sich täglich mit diesen Ölen massieren lassen. Für innerliche Einnahme verwendet man ebenso beide Öle. Die Einnahme liegt bei je zehn Tropfen von jedem Öl, drei Mal täglich. Dies macht man zwanzig Tage am Stück. Die Haut wird widerstandsfähig gegen äußere Einflüsse.

»Ich habe gelesen, dass die Schlüsselblume auch als Heilpflanze gilt. Stimmt das und hat sie auch eine dermatologische Wirkung?«

Mara S.

Die Schlüsselblume (lat. Primula veris) gehört zu den ersten Blumen des Aprils. Sie erfreut das Auge in den ersten Sonnenstunden im Frühjahr und bringt Kraft. Nur wenige wissen, dass diese Blume auch als Heilkraut eingesetzt werden kann. Nicht umsonst wurden diese Blumen von den Germanen als magisch angesehen, und Hexen in der ganzen Welt verwendeten diese in ihren Liebesmixturen. In Russland trugen Reisende die Schlüsselblume als Talisman bei sich zum Schutz vor Krankheiten, und die Griechen nannten sie »Zwölf-Götter-Kraut«. Es gibt viele gezüchtete Sorten der Primula. Wir möchten von der echten, wilden Pflanze berichten. Sie beinhaltet sehr viele gesunde Stoffe wie Glykoside, Flavonoide, Ascorbinsäure und weitere lebenswichtige Komponenten. In einigen Ländern wird sie nicht umsonst als Salat verwendet. Ein einziges Blatt der Pflanze deckt die tägliche Norm (Dosis) an Vitamin C ab, was für Ihre Haut wichtig ist! Die Schlüsselblume wird bis heute in der Naturmedizin eingesetzt. Sie hilft bei Lungenerkrankungen, Husten, Bronchitis und wird sogar bei TBC empfohlen. Aber auch bei Nierenleiden und Harnblasenbeschwerden, Kraftlosigkeit, Verstopfung und Anämie ist sie eine Hilfe. In Russland wird sie außerdem bei Migräne und PMS, bei Neurosen und anderen psychischen Leiden sowie bei Parodontose empfohlen. Heiler empfehlen, die Schlüsselblume frisch zuzubereiten oder als Salatbeigabe zu verzehren. Man kann sie jedoch auch als Tee verwenden. Nach schweren Erkrankungen und Schlafstörungen sowie bei Rheuma bewirkt solch ein Tee wahre Wunder. Zwei Esslöffel geschnittene Blätter (frisch oder getrocknet) mit 500 ml kochendem Wasser übergießen und fünfzehn Minuten ziehen lassen – fertig ist der Tee! Diese Menge trinkt man schluckweise über den Tag verteilt. Es gibt ebenso Berichte, dass die Schlüsselblume bei Augenleiden hilft. Man trinkt den Tee und gibt davon drei Tropfen mehrmals in die Augen. Der Tee verbessert auch die Haut. Man kann hier auch eine Einreibung zubereiten: 100 g Kraut und 500 ml Wodka mischen und zehn Tage ziehen lassen. Es gibt zudem eine sehr alte Rezeptur gegen Falten. Man nimmt fünf Esslöffel getrockneter Blumen und Blätter der Schlüsselblume, gibt dazu einen Esslöffel Alantwurzel und zwei Esslöffel Beinwell. Die Mischung wird mit einem halben Liter Schnaps angesetzt und bei Zimmertemperatur dreißig Tage ziehen gelassen. Nach dem Abseihen ist die Flüssigkeit fertig und kann eingesetzt werden. Man reinigt damit das Gesicht zwei Mal täglich. Alternativ kann man anstatt Schnaps auch einen trockenen Weißwein nehmen. Man gibt die Mischung in einen Topf mit Wein, kocht diese auf kleiner Hitze fünfzehn Minuten – fertig ist die Gesichtsreinigung.

»Kann ich mich in einer Badewanne entspannen und meiner Haut etwas Gutes tun?«

K.L.

Nach einem langen Tag wirkt ein Bad wie eine Oase in der Wüste. Es wärmt nicht nur, sondern gibt Kraft und baut Stress ab. Die Muskeln entspannen sich sehr schnell, und die Sorgenwelt bleibt draußen. Man kann ein sehr gemütliches Bad machen, indem man ein paar Tropfen Fichten- oder Eukalyptusöl dazugibt. Auch Salzbäder entspannen rasch. Dazu Kerzenschein, Musik oder Rosenblätter... Das Wasser sollte nicht zu warm sein – 37 bis 38 Grad Celsius. Wenn Sie etwas für die Haut machen wollen, geben Sie etwas Milch oder Sahne ins Badewasser. Man sollte solche Bäder nicht länger als zwanzig Minuten genießen, da sonst die Haut schrumpelig wird. Nach dem Bad empfiehlt es sich, ein Glas Wasser zu trinken.

»Hallo, ihr Lieben. Ich heiße Maria. Ich habe über das Eisenkraut (Verbene off.) gelesen. Es soll ein Wunder für die Haut darstellen. Habe Sie davon schon etwas ausprobiert?

Liebe Grüße, Erika.«

Dieses Kraut wurde schon von unseren Omas eingesetzt. Es blickt auf eine sehr lange Geschichte zurück und wurde früher auch in Ägypten und Griechenland für heilig gehalten. Der Name Heiligkraut oder Eisenkraut ist bis heute in aller Munde. Das Kraut dient der Aura-Reinigung (als Räucherung) und wird bis heute vielseitig in der Medizin eingesetzt. Eisenkraut ist reich an Flavonoiden und ätherischen Ölen. Seine Inhaltsstoffe wirken anregend, krampf- und schleimlösend. Das Kraut wird daher bei Depressionen, Erschöpfung und Husten eingesetzt. Eisenkrauttee ist leicht zuzubereiten: Man nimmt einen Esslöffel frisches oder getrocknetes Kraut und gibt es in eine Tasse. Diese Menge wird mit kochendem Wasser übergossen und fünf Minuten ziehen gelassen, abgeseiht und genossen. Mit diesem Tee kann man auch seine Haut abwaschen. Er macht sie sanft und nährt mit wichtigen Elementen.

»Ich habe oft trockene Haut. Auch meine Schleimhäute machen nicht mit. Was könnte helfen?«

K. T.

Wenn die Haut leidet... Viele kennen das gut: Im Winter, wenn es draußen feucht und kalt ist und drinnen die Heizung glüht, bekommen Sie trockene Lippen und Schleimhäute. Die Haut verliert Feuchtigkeit und juckt. Die beste Zeit für eine Badewanne mit Milch und Honig! Nehmen Sie hundert Gramm Honig und einen Liter Milch, geben Sie beides in die Badewanne. Geben Sie dreihundert Gramm Salz dazu und genießen Sie das Bad zwanzig Minuten. Auch kühle Güsse können helfen. Kneipp empfiehlt einen Gesichtsguss: Kühles Wasser auf das Gesicht geben: Man beginnt mit der Stirn und begießt nach und nach das komplette Gesicht. Auch Hildegard von Bingen gab gute Ratschläge: Ihre Mischung aus Rosen- und Olivenöl hilft gegen trockene Haut. Man nimmt fünfzehn Milliliter Olivenöl und gibt ein paar Tropfen Rosenöl dazu. Damit reibt man abends die Haut ein. Die Haut festigt sich und wird gut durchblutet.

»Kann man mit Zwiebeln die Haut regenerieren?«

M.S.

Zwiebeln kann man mögen oder nicht. Jeder kennt die tränenden Augen beim Zwiebelschneiden und die stinkenden Finger danach. Doch nicht jeder weiß über ihre gesundheitliche Wirkung Bescheid! Das ätherische Öl der Zwiebel, das Ihre Augen beim Schneiden reizt, wirkt desinfizierend und tötet Bakterien ab. Das darin enthaltene Allicin wirkt gegen Entzündungen. Bei Ohrenschmerzen wird Zwiebelsaft mit Honig empfohlen (eins zu eins mischen). Auch bei Zahnproblemen und Karies ist es hilfreich. Bei Ohrenschmerzen kann man zusätzlich eine Zwiebelkompresse machen. Auch bei Husten ist der Saft heilend. Der Genuss von Zwiebeln verdünnt auch das Blut und senkt hiermit das Risiko eines Herzinfarktes oder Hirnschlags. Auch beugt der Saft gegen Arterienverkalkung vor. Ansonsten enthält eine Zwiebel die wichtigsten Vitamine, Mineralstoffe und Kalium und ist daher ein gutes Tonikum für die Haut.

»Gibt es etwas aus der Natur, das bei Wunden hilft? Ich arbeite auf der Baustelle und verletze mich immer wieder.«

H. J.

Es gibt einige Naturprodukte, die man empfehlen kann, z.B. Propolis und Wachs. Bienen stellen tolle Wirkstoffe her, die auch den Menschen gesund machen können. Es gibt vieles aus dem Bienenstock. Das »flüssige Gold« hat eine desinfizierende Wirkung und fördert die Durchblutung. Deshalb eignet sich Honig nicht nur zur inneren Einnahme, sondern auch zur Behandlung von Wunden. Propolis ist eine Art Harz. Es ist ein von den Bienen hergestelltes Desinfektionsmittel, das Viren, aber auch Pilze, vom Bienenstock fernhält. Etwas Propolis täglich in einem Glas Wasser eingenommen, stärkt das Immunsystem und auch die Nerven. Man kann eine Propolis-Tinktur ruhig auch auf Wunden auftragen, so heilen sie schneller. Auch Gelee Royale, der Futtersaft für die Bienenkönigin, ist wertvoll. Als Kur angewendet, kann er die Abwehrkräfte stärken und fit machen. Gelee Royale wird oft auch im Alter als Stärkungsmittel empfohlen.

Propolis ist eine biologisch aktive Substanz, die durch die Arbeitsbienen aus Knospen gewonnen wird. Es gibt auch Propolis-Salben. Solch eine Salbe ist zur hygienischen Pflege der Haut gedacht. Sie wird besonders bei empfindlicher und rissiger Haut empfohlen. Sie enthält Phenolverbindungen, Spurenelemente wie Zink und Mangan, fast alle Vitamine und Aminosäuren, die Ihre Haut braucht. Verwendung: 2-4 x täglich dünn einreiben.

Bei Hautunreinheiten kann folgende Lotion helfen: Nehmen Sie dreißig Milliliter Milch und einen Esslöffel Honig. Mischen Sie beide Zutaten und geben den Saft einer Zitrone dazu. Sie können das Gesicht damit bestreichen und dreißig Minuten einwirken lassen. Massieren Sie die Lotion ein und genießen Sie die Reinigung der Haut. Nach dreißig Minuten spülen Sie das Gesicht mit lauwarmem Wasser ab.

Auch bei trockener Haut empfiehlt sich eine Honig-Maske: Nehmen Sie zweihundertfünfzig Gramm Magerquark und geben zwei Esslöffel Honig dazu. Verrühren Sie beide Zutaten und streichen diese Masse auf Ihr Gesicht. Lassen Sie diese Maske zwanzig Minuten einwirken und waschen das Gesicht danach mit lauwarmem Wasser ab.

»Ich habe gelesen, dass Kupfer gegen Schmerzen helfen kann. Wie soll dieses Metall angewendet werden?«

S. A.

Kupfer ist ein Heilmetall. Es hilft vor allem gegen Schmerzen, wenn man es auf die schmerzende Stelle auflegt. Es hilft bei Arthritis, Rheuma und Entzündungen. Kupfer wird seit uralten Zeiten für die Magie des Kochens und Zubereitens benutzt (Salben, Öle). Kupfer in Form von Kesseln, Töpfen oder Figuren kann zudem die gesamte Familien-Aura harmonisieren. Diesem Metall wird auch im Ayurveda eine besondere Bedeutung zugesprochen. Kupferwasser aus einem Kupferbecher zu trinken, verspricht Genesung von vielen Erkrankungen. Es gilt als ein hervorragendes Tonikum für Leber, Milz, Lymphsystem und wird bei Fettleibigkeit, rheumatischen Muskel- und Gelenkerkrankungen sowie Lungenkrankheiten eingesetzt. Darüber hinaus wird die Haut mit Kupferwasser immer wieder abgewaschen, um Energie zu unterpolstern. Die Konturen straffen sich, und die Haut sieht nach wenigen Behandlungen frischer und jugendlicher aus.

»Was kann ich für meine brüchigen Haare tun?«

G. Z.

Johanniskrautöl hilft schnell bei brüchigen und dünnen Haaren. Nehmen Sie Ihr herkömmliches Shampoo und geben ein Paar Tropfen Johanniskrautöl und einen Esslöffel Johanniskrauttee dazu. Schütteln Sie alles gut durch und wenden das Shampoo regelmäßig an.

»Was kann ich gegen Falten tun?«

R. D.

Das Straffen der Gesichtshaut kann Spaß machen. Schlagen Sie ein Eiweiß steif und tragen es mit einem Pinsel auf die Gesichtshaut auf; nach zehn Minuten Einwirkzeit mit lauwarmem Wasser abspülen. Auch Weizenkeimöl wirkt gegen Falten. Massieren Sie am Abend einige Minuten das Gesicht mit Weizenkeimöl ein. Nach fünf Tagen sehen Sie bereits den ersten Erfolg. Ebenso hilft Zitrone gegen Falten. Mischen Sie den Saft einer Zitrone mit fünfzig Milliliter Olivenöl und massieren Sie es in die betroffenen Stellen ein. Eine alte Rezeptur gibt es auch: Eine Gesichtsmaske mit Wein wirkt schnell gegen Falten. Rühren Sie Hafermehl und Wein zu einem Brei und verteilen Sie diesen auf der Gesichtshaut. Als Alternative können Sie auch mit Kartoffel arbeiten. Ein Mus aus geriebenen rohen Kartoffeln wird dabei auf die betroffenen Stellen aufgetragen. Zehn Minuten einwirken lassen, danach mit warmem Wasser abnehmen.

Für die Nachbehandlung empfiehlt sich ein Gesichtswasser mit Rosenblättern. Nehmen Sie die Blütenblätter ab und trocknen sie. Erwärmen Sie eine Handvoll Rosenblätter in 300 Milliliter Weißwein und lassen ihn zehn Minuten köcheln. So haben Sie ein erfrischendes Gesichtswasser.

»Was kann ich gegen Mitesser machen?«

T. H.

Mitesser können zu einer Plage werden. Sie können sie regelmäßig mit einer rohen Kartoffel reiben. So verschwinden sie. Es gibt auch eine spezielle Gesichtsmaske mit Kartoffeln. Zerdrücken Sie eine kleine gekochte Kartoffel und mischen sie mit einem rohen Eigelb und etwas Milch. Streichen Sie den Brei auf die Haut und legen darüber ein heißes Tuch. Nach zehn Minuten abspülen.

»Ich habe immer wieder Hautjucken. Ein Mittel aus Omas Zeiten hat mir gut geholfen. Körperessig stelle ich seitdem immer selbst her. Vielleicht hilft es auch den Lesern. Er hilft, den Säureschutzmantel der Haut zu regenerieren, pflegt Kopfhaut und Haare und erfrischt den Körper. Nehmen Sie einen Liter fünfprozentigen Obstessig und geben fünfzig Gramm Lavendelblüten dazu, je fünf Gramm Melisse, Pfefferminze, Brennnessel und Rose. Lassen Sie diese Mischung acht Wochen stehen. Danach abfiltern und umfüllen. Man kann nun zwei Esslöffel Essig mit einem halben Liter Wasser verdünnen und die Haut damit abreiben. Liebe Grüße, Martina.«

»Ich möchte mein Rezept gegen trockene Haut verraten. Das ist ein Badezusatz. Nehmen Sie ca. hundert Gramm Weizenkleie und legen diese Menge in ein Säckchen aus Baumwolle. Geben Sie das Säckchen ins Badewasser und lassen es zehn Minuten ziehen. Nun können Sie das Vollbad zwanzig Minuten am Stück genießen. Viel Erfolg. Ludmila J.«

Nachwort

Liebe Leserinnen und Leser,

wir hoffen, dass diese Lektüre Ihnen hilft, Ihre Haut und Ihre Aura gut zu pflegen. Es gibt sehr viele Mittel aus der Natur, die sehr wirkungsvoll sind. Wie Sie wissen, hat Mutter Natur gegen jedes Leiden etwas vorgesehen. Auch für Ihre Aura und Ihre Haut. Verwenden Sie diese Gaben, werden Sie schnell merken, dass Sie Ihnen helfen. Wir wünschen Ihnen viel Erfolg bei der praktischen Umsetzung des Gelesenen.

Die Autoren

Katarina Michel ist ausgebildete Aura-Soma- und Bach-Blüten-Beraterin. Sie arbeitete mehrere Jahre als Moderatorin für das Slowakische Fernsehen. Danach baute sie das Bach-Blüten-Zentrum in Prag auf. Heute lebt sie bei München und am Bodensee und ist als Seminarleiterin, Beraterin und Buchautorin tätig.
www.katarinamichel.com

Bücher

Der Mutigen gehört die Welt, Aquamarin, Grafing 2008
Heilung geschieht im Jetzt, Aquamarin, Grafing 2012
Spontanheilung, Aquamarin, Grafing 2014
Was hat sie, was ich nicht habe, Aquamarin, Grafing 2014
Wer liebt, hat mehr vom Leben, Crotona, Amerang 2010
Wie Heilung ohne Heiler geschieht, Aquamarin, Grafing 2013
12 Gesetze der Heilung, Aquamarin, Grafing 2011

Vadim Tschenze arbeitet als Geistheiler und praktizierender Schamane in der Schweiz am Bodensee. Er wurde 1973 in einer russischen Familie geboren. In jeder Generation gab es spirituell begabte Personen. Besonders seine bereits verstorbene Oma Walentina (Baba Walja), die eine bekannte Kräuterfrau in Russland war, hat ihm vieles über die Heilung beigebracht und die Liebe zur Natur geweckt. Vadim selbst beschäftigt sich seit dem zwölften Lebensjahr mit schamanischem Geistheilen, Energieprogrammierung durch den Geist und dem uralten Heilwissen sowie mit den Themen Karma-Bearbeitung und Channeling. Zudem entwickelte er das schamanische Aura-Korrektur-Verfahren, das mittlerweile Heiler in der ganzen Welt einsetzen.

Heute ist Vadim Tschenze weltweit als Autor, Medium und TV-Berater tätig. Er gibt seit vielen Jahren auch Workshops und Seminare in den Bereichen Schamanisches Heilen, Geistheilen sowie Karma-Lehre und leitet seit Jahren eine Akademie für Geistheilen, Schamanismus und Medialität. Mehr Informationen dazu finden Sie unter: www.vadimtschenze.ch

Bücher

»Russisch-tibetische Honigmassage«, Videel 2001
»Das geheime Wissen – Einführung in die Welt der Esoterik«, Silberschnur 2006
»Russisches Orakel – uraltes Geduldsspiel«, Urania 2007
»Orientalisches Wahrsagen – Kaffeesatzlesen«, Silberschnur 2007
»Karma-Orakel – der Mensch und die karmischen Gesetze«, Urania 2007
»Die Geheimnisse der Liebesmagie«, Silberschnur 2008
»Übersinnliche Phänomene«, Silberschnur 2008
»Das alte russisches Wissen«, Silberschnur 2009
»Das Medizinrad in der Praxis«, Silberschnur 2010
»Geheimnisse der Edelsteine in der Neuzeit«, Vadim Tschenze und Klaus Drexel, Neuzeit Verlag 2013
»Russische Kräuter Heilkunde«, Aquamarin Verlag 2012
»Vadims Methode«, Goldmann Verlag 2014

Geführte Meditationen auf CD

Goldene Mitte: Verändere Dein Leben – Meditation zur Blockadenlösung bei karmischen Ursachen
Heilende Gebete für Liebe, Wohlbefinden, Geld, Blockadenlösung
Wasser aufladen: Heilende Töne für die Seele zum Wasseraufladen und mehr Lebensqualität

Seminare auf DVD

Kartenlegen einfach gelernt, Seminar für Anfänger und Fortgeschrittene mit Vadim Tschenze – Basiskurs
Kartenlegen einfach gelernt, Seminar für Fortgeschrittene mit Vadim Tschenze – Aufbaukurs
Wohlfühlmassagen
Aberglaube, Magie, Wünsche und Heilung – Ein Vortrag mit Vadim Tschenze

Index

A

B

C

D

E

F

G

H

M

N

O

P

Q

R

S

Z

Aura-Soma ☼ Bach-Blüten ☼ Seminare ☼ Lebensberatung